消化道常见病内镜诊断图谱

刘国伟　主编

北方联合出版传媒（集团）股份有限公司
辽宁科学技术出版社
·沈　阳·

图书在版编目（CIP）数据

消化道常见病内镜诊断图谱 / 刘国伟主编. — 沈阳:
辽宁科学技术出版社，2021.11（2022.1 重印）
ISBN 978-7-5591-2260-5

Ⅰ.①消… Ⅱ.①刘… Ⅲ.①消化系统疾病—内窥镜
检 Ⅳ.①R570.4

中国版本图书馆CIP数据核字（2021）第196760号

出版发行：辽宁科学技术出版社
　　　　　（地址：沈阳市和平区十一纬路25号 邮编：110003）
印 刷 者：辽宁新华印务有限公司
经 销 者：各地新华书店
幅面尺寸：185mm×260mm
印　　张：9.5
字　　数：190千字
出版时间：2021年11月第1版
印刷时间：2022年1月第2次印刷
责任编辑：卢山秀
封面设计：刘国伟
版式设计：袁　舒
责任校对：李　霞

书　　号：ISBN 978-7-5591-2260-5
定　　价：128.00元

联系电话：024-23284354
邮购热线：024-23284502
E-mail:lkbjlsx@163.com

编委会

【主编】

刘国伟　常州壹心医疗

【编者】

孙国华　常州壹心医疗

周　恒　常州壹心医疗

宋荣辉　常州壹心医疗

武　闯　常州壹心医疗

陈振煜　广州南方医科大学

胡　晓　四川省人民医院

宫　健　大连医科大学附属第一医院

张德庆　苏州大学第一附属医院

祝建红　苏州大学第二附属医院

艾新波　珠海市人民医院

黄婧洁　贵州兴义市人民医院

潘　雯　西藏自治区人民政府驻成都办事处医院

周志伟　莱西市市立医院

刘　玺　陆军军医大学新桥医院

孙　震　吉林市人民医院

陆宏娜　宁波市医疗中心李惠利医院

邱庐山　广州中医药大学顺德医院

朱少琴　广州中医药大学附属清远市中医院

王　欣　辽宁丹东东港市中心医院

郭立宏　胜利油田中心医院

作者简介

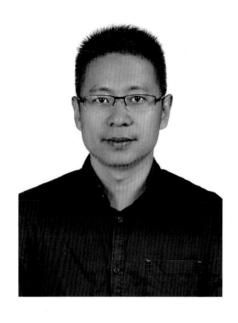

刘国伟教授
宾得医疗常务顾问
壹心医疗副院长

2001 年毕业于新疆医科大学临床医学系临床医学专业，同年 9 月特招入伍。2006 年师从全国著名消化科专家、长海医院消化科主任、中国工程院院士李兆申主任。2017 年于新疆军区乌鲁木齐总医院消化科退役。与孙国华医生共同成立银杏内镜医生集团及壹心医疗无痛胃肠镜体检中心。

主要著作有：

2017 年参译《放大胃镜诊断图谱》

2018 年参译《上消化道内镜诊断秘籍》

2018 年曾获全国肠镜视频大赛一等奖

2020 年主审《图像增强内镜的诊断逻辑》

2021 参译《大肠内镜诊断基础及技巧》

本书中出现的术语中英文对照表

氩离子凝固术　APC：Argon plasma coagulation

食管胃结合部　EGJ：esophagogastric junction

单纯疱疹病毒　HSV：herpes simplex virus

食管鳞状上皮与胃柱状上皮交界线　SCJ：squamous-columnar junction

巴雷特食管　BE：Barrett's esophagus

黏膜下肿瘤　SMT：submucosal tumor

黏膜切除术　EMR：endoscopic mucosal resection

黏膜下剥离术　ESD：endoscopic submucosal dissection

幽门螺杆菌　Hp：Helicobacter pylori（H.pylori）

质子泵抑制剂　PPI：proton pump inhibitor

螺旋状血管　CSP：corkscrew pattern

黏膜相关样组织淋巴瘤　MALT：mucosa-associated lymphoid tissue lymphoma

分界线　DL：demarcation line

隐窝边缘上皮　MCE：marginal crypt epithelium

印戒细胞癌　SRC：Signet ring cell carcinoma

炎性纤维性息肉　IFP：inflammatory fibroid polyp

规则集合静脉　RAC：regular arrangement of collecting venules

神经内分泌肿瘤　NET：neuroendocrine tumor

胃肠道间质瘤　GIST：gastrointestinal stromal tumor

滤泡型淋巴瘤　FL：follicular lymphoma

增生性息肉　HP：hyperplastic polyp

倒置型增生性息肉　I-HP：inverted hyperplastic polyp

无柄锯齿状腺瘤　SSL（SSA/P）：sessile serrated lesion（sessile serrated adenoma/polyp）

倒置型无柄锯齿状腺瘤　I-SSL（SSA/P）：inverted sessile serrated lesion（sessile serrated adenoma/polyp）

上皮内瘤变　IN：intraepithelial neoplasia

微血管曲张　VMV：varicose microvascular vessels

侧向发育型肿瘤　LST：laterrally spreading tumor

神经内分泌癌　NEC：neuroendocrine carcinoma

混合性非神经内分泌 – 神经内分泌肿瘤　MiNEN：mixed neuroendocrine–non–neuroendocrine neoplasms

传统锯齿状腺瘤　TSA：traditional serrated adenomas

管状腺瘤　TA：tubular adenomas

管状绒毛状腺瘤　TVA：tubulovillous adenomas

家族性腺瘤性息肉病　FAP：familial adenomatous polyposis

嗜酸性粒细胞性食管炎　EOE：eosinophilic esophagitis

目 录

第一章　咽部

正常咽部

病例

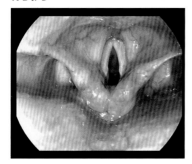

图 1　普通白光

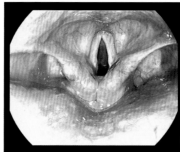

图 2　OE MODE 1

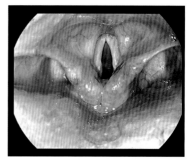

图 3　OE MODE 2

内镜发现

进镜观察自咽部上腭开始，依次观察悬雍垂、会厌软骨、杓状软骨及左右梨状窝等部位。经证实，咽部早癌与食管早癌有较高的相关性。相较于普通白光，咽部的观察以 OE MODE 1 模式敏感度较高。正常 OE MODE 1 模式下，血管呈绿色；OE MODE 2 模式下，血管呈紫红色。

咽部囊肿

病例

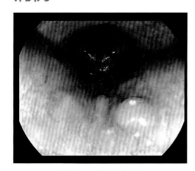

图 1　普通白光

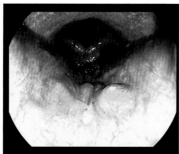

图 2　OE MODE 1

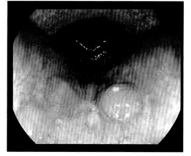

图 3　OE MODE 2

内镜发现

咽部常见的良性病变，可单发可多发，常呈山田 I 型隆起。普通白光及 OE MODE 2 模式下饱满感及透亮感较明显，表面可见从基底向中央伸展扩张的树枝样血管，顶端可见黄白色点状物。活检钳触之，质地软。无须特殊治疗。

咽部淋巴滤泡增生

病例

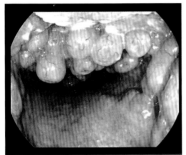

图1 普通白光

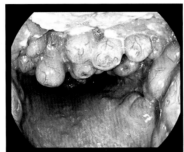

图2 OE MODE 1

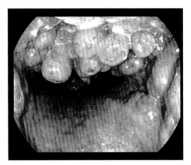

图3 OE MODE 2

内镜发现

咽部常见的多发性良性增生性疾患。常常表现为"葡萄样"成簇样表现。单个呈山田Ⅱ型、Ⅲ型饱满形态。顶端常可见点状发红糜烂灶，伴白色渗出。进镜需注意应尽量避免触碰，触碰后易引发咽部反射。

咽部乳头瘤（1）

病例

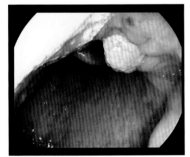

图1 普通白光

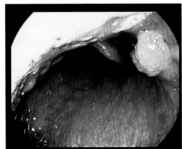

图2 OE MODE 1

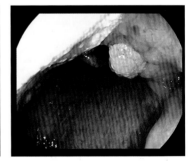

图3 OE MODE 2

内镜发现

内镜表现为突出于咽部黏膜表面的息肉状隆起，色调为乳白色，具有透明感。可表现为不同形态：无茎平坦型（spiked type）、松球或桑葚状（endophytic type）、海葵样（exophytic type）等。单发多见，也可多发。认为与人乳头状瘤病毒（HPV）感染有关。

咽部乳头瘤（2）

病例

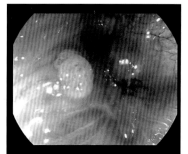

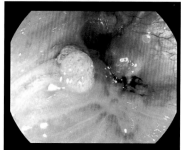

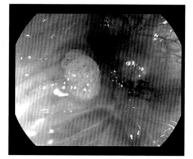

图 1　普通白光　　　　　　　图 2　OE MODE 1　　　　　　图 3　OE MODE 2

内镜发现

　　左侧梨状窝发现一大小约 0.3cm 乳头状瘤，单发。表面呈小分叶状海葵样形态（exophytic type）。OE MODE 1 模式下观察小叶片内的血管呈现绿色，增粗，规则。OE MODE 2 模式下血管呈紫红色，增粗，规则。此良性病变可不进行特殊处理或以活检钳钳除。

咽部毛细血管扩张

病例

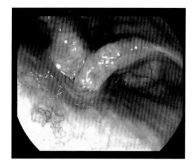

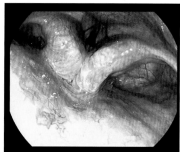

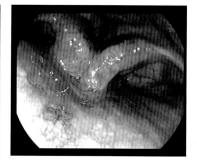

图 1　普通白光　　　　　　　图 2　OE MODE 1　　　　　　图 3　OE MODE 2

内镜发现

　　咽部血管源性良性平坦型病变。呈蜘蛛痣样改变。表现为血管从中央向四周的增粗迂曲，管径逐渐变细，缺乏管径的陡然变化及粗细不均等。一般无须特殊处理，如常引发出血可考虑行内镜下的氩离子凝固术（APC）及烧灼术等治疗。

Rendu-Osler-Weber 综合征

病例

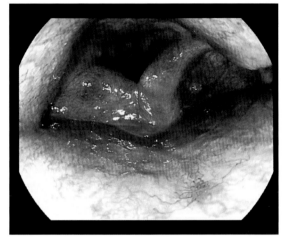

图1 OE MODE 1（1）

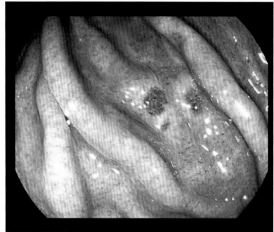

图2 OE MODE 1（2）

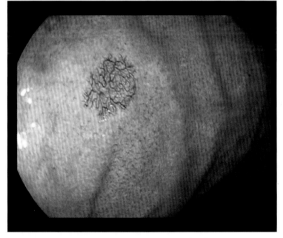

图3 OE MODE 1（3）

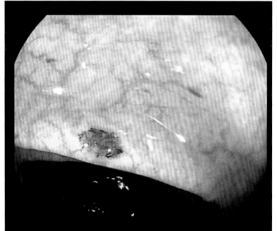

图4 OE MODE 1（4）

内镜发现

Rendu-Osler-Weber 综合征也称遗传性出血性毛细血管扩张症（hereditary hemorrhagic telangiectasia，HHT），为常染色体显性遗传性疾病，以局部毛细血管扩张和扭曲为特征。主要临床表现为皮肤、黏膜等部位毛细血管扩张，局部反复出血、贫血等，还可伴随动静脉畸形。

杓状软骨囊肿

病例

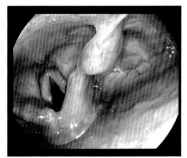 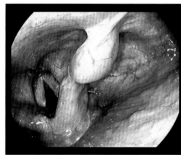 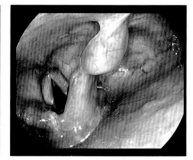

图1　普通白光　　　　　图2　OE MODE 1　　　　　图3　OE MODE 2

内镜发现

　　咽部常见的囊性良性病变。可单发可多发，可大可小，好发于会厌软骨或杓状软骨旁。普通白光及 OE MODE 2 模式下有透亮感。OE MODE 1 模式下透亮感不明显，表面可见树枝样扩张的血管。活检钳触之软。多无功能障碍，无须特殊治疗。

咽炎（1）

病例

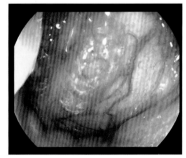 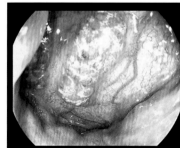 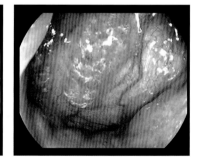

图1　普通白光　　　　　图2　OE MODE 1　　　　　图3　OE MODE 2

内镜发现

　　下咽部右侧梨状窝附近可见长条形黏膜扁平隆起，边界相对较清，表面凸凹不平。普通白光下充血色红，伴不规则白色炎性渗出。OE MODE 1 模式下病灶呈棕褐色。OE MODE 2 模式下病灶呈橘红色。常为多发，吸烟、饮酒等常为其诱因。无须特殊处理。

咽炎（2）

病例

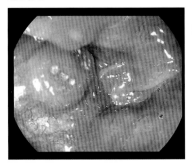

图1　普通白光

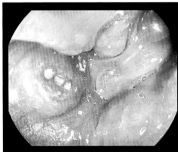

图2　OE MODE 1

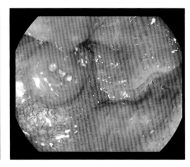

图3　OE MODE 2

内镜发现

下咽部左侧梨状窝附近可见圆盘状黏膜扁平隆起，边界清，表面可见多发小点状糜烂灶，上覆点状白苔。此症为良性炎性病灶，无须特殊处理，一般去除诱因后可好转，但应警惕注意与咽部早癌相鉴别。

第二章　食管

正常食管上部

病例

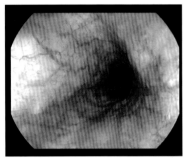

图 1 普通白光

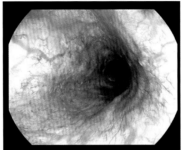

图 2 OE MODE 1

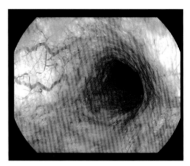

图 3 OE MODE 2

内镜发现

食管上部是指距门齿 15cm（食管入口）至 23cm 部位。普通白光下正常黏膜呈淡红色，可见纵行的血管网。OE MODE 1 模式下及 OE MODE 2 模式下强化血管，分别呈青色调及紫色调，较粗的纵行血管是源自黏膜固有层的分支状血管（Branch vessels，BV），较细的血管同样源自黏膜固有层，是上皮下毛细血管网（subepithelial capillary network，SECN）。

正常食管中部

病例

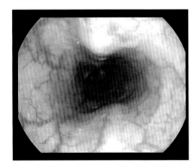

图 1 普通白光

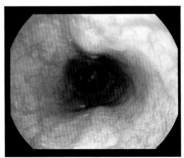

图 2 OE MODE 1

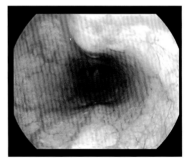

图 3 OE MODE 2

内镜发现

食管中部是指距门齿 23 ~ 32cm 部位，普通白光下正常黏膜呈淡红色，可见网状血管。相较于食管上段血管形态，此处的 BV 及 SECN 逐渐交织、融合而形成网状。此处为食管的第二狭窄处，常可见到主动脉弓压迹及支气管压迹。此处也为食管鳞癌的高发部位。

正常食管下部

病例

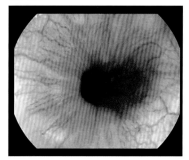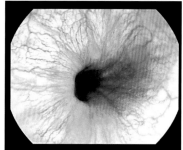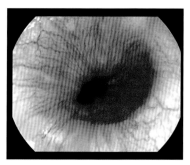

| 图1　普通白光 | 图2　OE MODE 1 | 图3　OE MODE 2 |

内镜发现

　　食管下部是指距门齿 32 ~ 40cm 部位。普通白光下正常黏膜呈淡红色，血管呈纵行、栅栏状。食管下段典型血管为栅状血管，日本以栅状血管的终末端作为食管胃结合部（EGJ）的判断指标，欧美以胃黏膜皱襞的顶端作为 EGJ 的判断指标。

糖原棘皮症（1）

病例

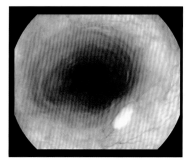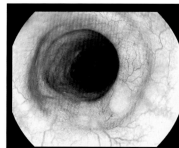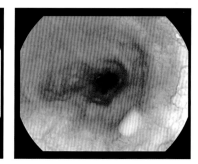

| 图1　普通白光 | 图2　OE MODE 1 | 图3　OE MODE 2 |

内镜发现

　　普通白光下呈白色扁平隆起，常多发。OE MODE 1、OE MODE 2 模式下边界清晰，大小数毫米不等。食管糖原棘皮症又称为食管白斑，长期持续性刺激，如烈性烟酒、辛辣刺激食物、过热或过冷饮食等原因，均可引起黏膜角化过度，表现为食管黏膜上出现白色扁平隆起。

糖原棘皮症（2）

病例

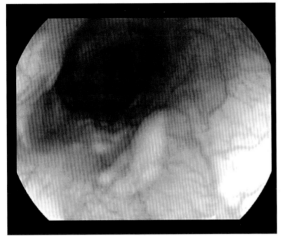

图 1 普通白光

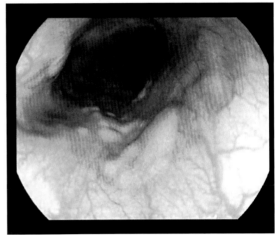

图 2 OE MODE 1（1）

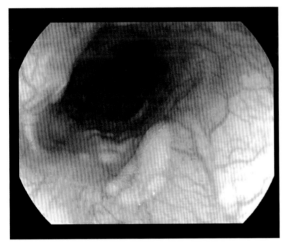

图 3 OE MODE 2

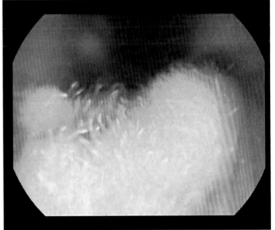

图 4 OE MODE 1（2）

内镜发现

普通白光下呈大小不一的多发性白色扁平隆起，OE MODE 1、OE MODE 2 模式下边界更清晰，略呈颗粒状，血管纹理消失；放大观察可见纤毛样、短棒状隆起。此症为良性病变，可通过碘染色与食管角化症、食管表浅癌、基底细胞型鳞癌相鉴别，碘染后前者浓染，后三者淡染或不染。

食管齿状线

病例

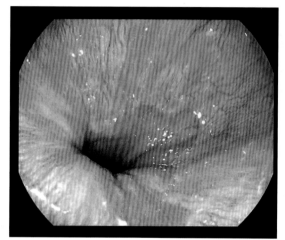

图 1　普通白光

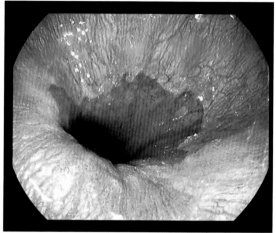

图 2　OE MODE 1

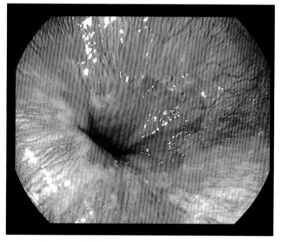

图 3　OE MODE 2

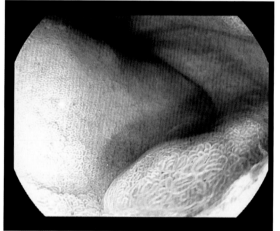

图 4　放大

内镜发现

　　齿状线是食管鳞状上皮与胃柱状上皮交界线（SCJ），又称 Z 线。普通白光下为淡红色鳞状上皮与橘红色柱状上皮交界处，OE MODE 1 模式下两种黏膜交界对比最明显；齿状线下缘放大观察，可见表面结构呈棒状的贲门腺黏膜，范围较窄。

食管上段胃黏膜异位（1）

病例

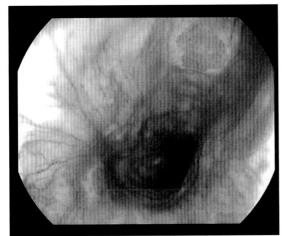

图 1　普通白光

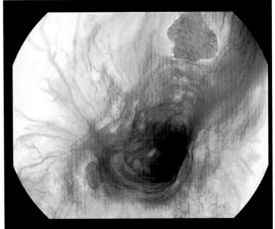

图2　OE MODE 1（1）

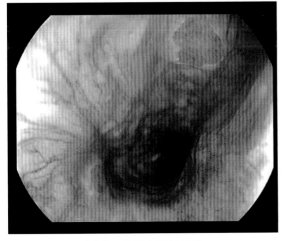

图 3　OE MODE 2

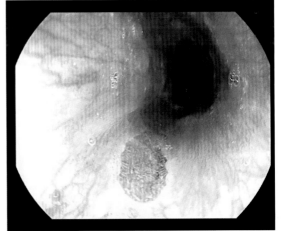

图 4　OE MODE 1（2）

内镜发现

　　普通白光下呈岛状橘色黏膜，平坦或微隆起，类圆形或不规则形，大小数毫米至数厘米不等。OE MODE 1 模式下呈棕色、边界清晰，并可见病变区域呈棒状、绒毛状、规则的表面结构。食管上段胃黏膜异位为先天性胚胎残余病变，可发生于食管的任何部位，以食管上段近食管入口较多见。

食管上段胃黏膜异位（2）

病例

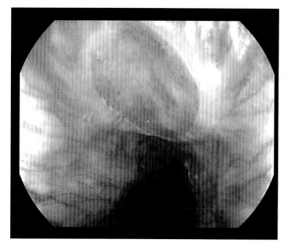

图 1 普通白光

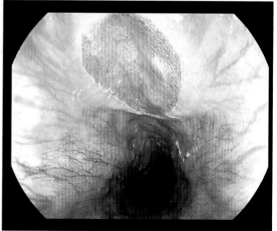

图 2 OE MODE 1

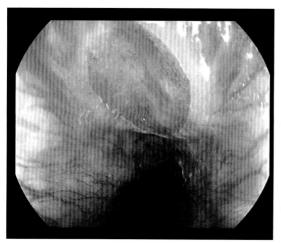

图 3 OE MODE 2（1）

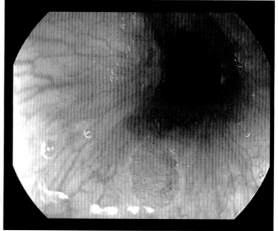

图 4 OE MODE 2（2）

内镜发现

普通白光下呈岛状橘色黏膜，可单发可多发，微隆起，类圆形或椭圆形，边界清晰，大小数毫米至数厘米不等。OE MODE 1 模式下呈棕色、边界清晰，病变区域可见棒状、绒毛状、规则的表面结构。该病变多为良性，偶合并肿瘤性病变，多无特殊症状，部分患者有咽炎、反酸等症状。

食管上皮菲薄

病例

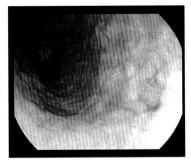

图1 OE MODE 2

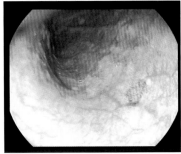

图2 OE MODE 1

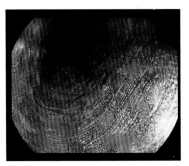

图3 碘染色

内镜发现

　　普通白光下可见一0.2cm发红凹陷，边缘规则。OE MODE 1模式下边界清晰，凹陷内隐约透见深部血管影，碘染色后与周边黏膜一致，未见淡染或不染区域。内镜下基本可排除食管肿瘤性病变，但必要时需活检定性诊断。

食管平滑肌瘤（1）

病例

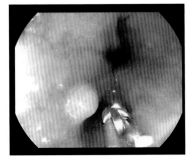

图1 普通白光

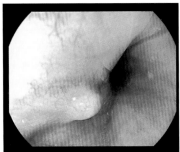

图2 OE MODE 1

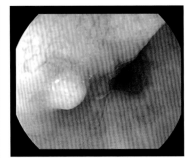

图3 OE MODE 2

内镜发现

　　多为半球形、单发，表面被覆正常黏膜，边缘呈缓坡状，考虑非上皮性肿瘤。源于黏膜肌层或固有肌层，源于黏膜肌层时活检钳可推动，源于固有肌层时无法移动。活检钳触之质地偏硬。OE MODE 1、OE MODE 2模式下病变无边界，表面被覆黏膜同周边。不典型者需考虑是否合并鳞癌，并与颗粒细胞瘤、类基底细胞癌等良恶性肿瘤相鉴别。

食管平滑肌瘤（2）

病例

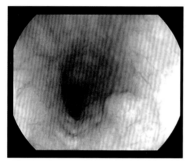

图 1 普通白光

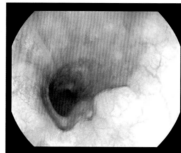

图 2 OE MODE 1

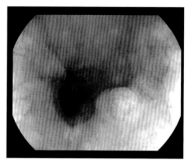

图 3 OE MODE 2

内镜发现

　　普通白光、OE MODE 1、OE MODE 2 模式下均提示病变无明显边界，表面被覆黏膜与周边黏膜一致，呈半球形、圆柱形，病灶不光滑。超声内镜提示源自黏膜肌层或固有肌层的低回声病变，其内可伴有点状高回声。瘤体过大导致吞咽梗阻、疼痛、不适等症状时，可行黏膜下剥离术（ESD）移除肿瘤。

食管脂肪瘤

病例

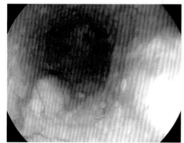

图 1 普通白光

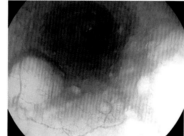

图 2 i-scan 1（1）

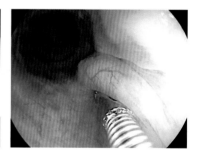

图 3 i-scan 1（2）

内镜发现

　　非上皮性良性肿瘤，可为球形、丘状隆起，或呈带亚蒂、长蒂息肉样隆起，表面光滑、被覆菲薄的正常黏膜。普通白光下瘤体呈黄色隆起，边缘缓坡状，i-scan模式下表面黏膜血管纹理清晰可见，利用活检钳拨动提示病灶质软、可变形的"靠垫征"。超声内镜提示是源自黏膜下层均匀的高回声病变。

食管乳头瘤

病例

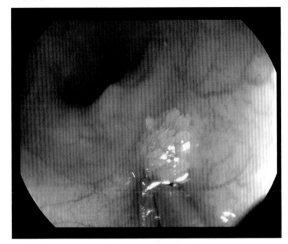

图 1　普通白光

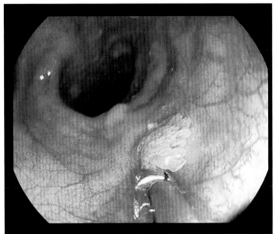

图 2　OE MODE 1

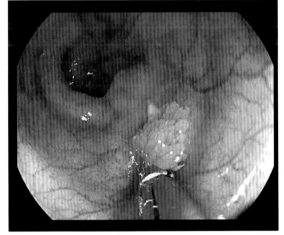

图 3　OE MODE 2

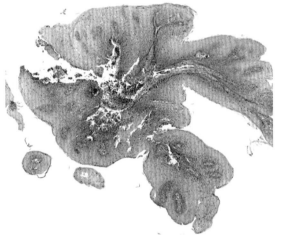

图 4　病理

内镜发现

　　普通白光下可见白色或淡红色、有蒂的隆起，表面呈绒毛状、羽翼状，OE MODE 1、OE MODE 2 模式下显示病变颜色与周边黏膜相似或稍浅，可见绒毛状结构内规则的血管穿行。食管乳头瘤为食管良性上皮性肿瘤，为血管结缔组织及复层鳞状上皮乳头状增生，有报道称其与 HPV 感染有关。

食管静脉瘤

病例

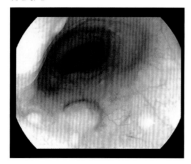 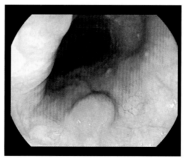 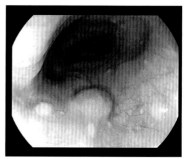

图 1　普通白光　　　　　图 2　OE MODE 1　　　　　图 3　OE MODE 2

内镜发现

　　普通白光下呈孤立性、蓝灰色、半球形或类圆形的扁平隆起，表面黏膜光滑。OE MODE 1、OE MODE 2 模式下表面黏膜与周边黏膜一致。超声内镜提示其内为均匀的高回声改变。血管性病变的普通白光、OE MODE 2 模式下具有颜色辨别上的优势，其紫蓝色是血管性病变诊断的关键信息之一。

食管血管畸形

病例

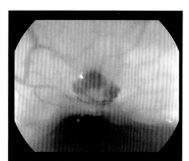 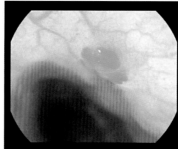 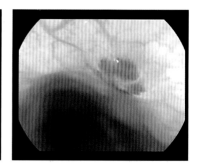

图 1　普通白光　　　　　图 2　OE MODE 1　　　　　图 3　OE MODE 2

内镜发现

　　食管中段普通白光下可见一梅花样扁平隆起，表面黏膜光滑。OE MODE 1、OE MODE 2 模式下表面黏膜与周边黏膜一致，病变区域分别呈绿色及紫色。血管性病变的普通白光、OE MODE 2 模式下具有颜色辨别上的优势，因血氧的含量不同，静脉性血管性病变常呈紫蓝色，而动脉性血管性病变常呈红紫色。

真菌性食管炎（念珠菌性食管炎）

病例

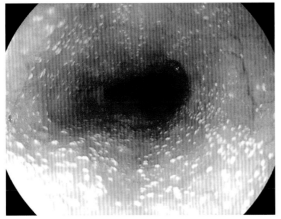

图 1　普通白光

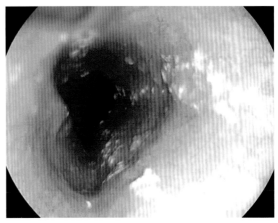

图 2　OE MODE 1

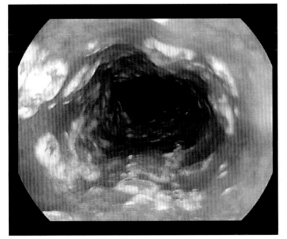

图 3　OE MODE 2（1）

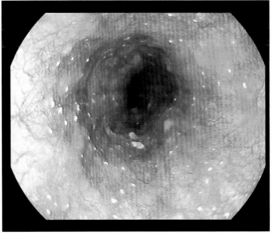

图 4　OE MODE 2（2）

内镜发现

　　图1：普通白光下食管黏膜上可见大小 1 ~ 2mm、较均一，分布均匀的点状、颗粒状白苔；图2：普通白光下白苔增大、大小不一，部分融合成片，有纵向发展趋势；图3：普通白光下白苔或黄白苔增大、增厚，甚至覆盖全周，食管黏膜血管纹理模糊、紊乱，散在充血、发红灶；图4：OE MODE 1 模式下可见食管黏膜散在分布点状、颗粒状白苔。90% 以上的真菌性食管炎是白色念珠菌性食管炎，多发生于肿瘤、糖尿病、免疫力低下（如 HIV 感染）、长期服用糖皮质激素等的患者，积极治疗原发病，中、重度患者抗真菌治疗。

单纯疱疹病毒性食管炎

病例

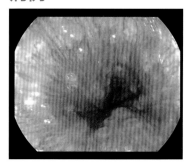

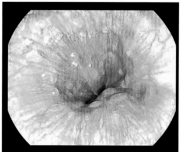

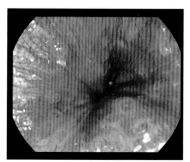

图1 普通白光　　　　　图2 OE MODE 1　　　　　图3 OE MODE 2

内镜发现

普通白光下可见多发类圆形表浅小疱疹样病变，边缘呈白色隆起，病灶间可融合。OE MODE 1、OE MODE 2 模式下提示病变边界清晰，边缘呈白色隆起、顶端透亮感明显。本病是单纯疱疹病毒（HSV）经唾液进入消化道，食管上皮感染所致。典型病理活检可见呈毛玻璃样的病毒包涵体。

巴雷特食管

病例

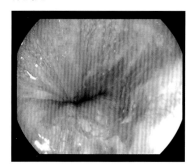

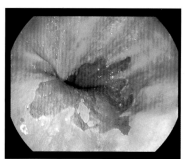

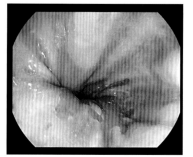

图1 普通白光　　　　　图2 OE MODE 1　　　　　图3 OE MODE 2

内镜发现

SCJ 上移至 GEJ 上方 2cm（SCJ 较 GEJ 上移超过 1cm）。不同国家对于巴雷特食管（BE）的定义不完全相同，美国和德国要求有肠化，日本和英国不要求有肠化，国际上常采用布拉格（Prague）分类以 CM 来描述 BE。本例 Prague C0M2，SCJ 下方可见残留的白色鳞状上皮岛。BE 是食管腺癌的癌前病变，是食管鳞状上皮化生为柱状上皮。

剥脱性食管炎

病例

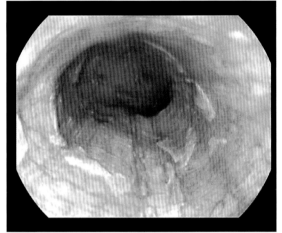

图 1　普通白光

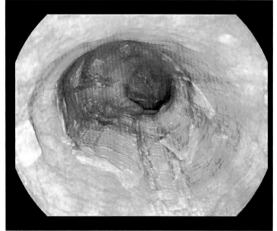

图 2　OE MODE 1

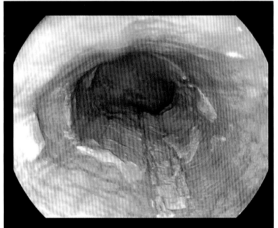

图 3　OE MODE 2

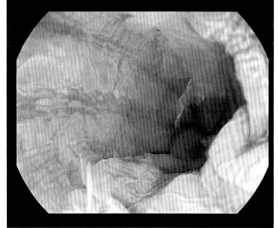

图 4　OE MODE 2 水下

内镜发现

　　内镜可见大范围上皮层剥脱，多为环周，故呈现圆筒状白色膜状物，剥脱的上皮下方可见受损的红色黏膜。本病多为进食高温、坚硬食物后出现胸痛、胸骨后闷胀感、呕血等就诊，嘱禁食并给予抑酸、保护黏膜治疗后可痊愈。

嗜酸性粒细胞性食管炎（EOE）

病例

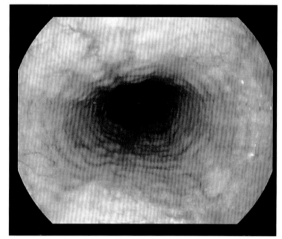

图 1　普通白光

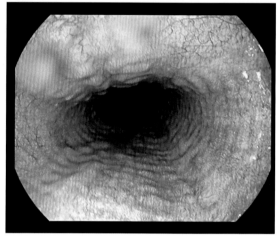

图 2　OE MODE 1

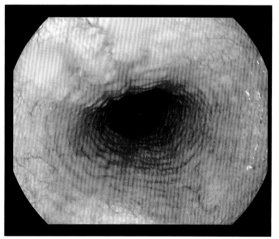

图 3　OE MODE 2

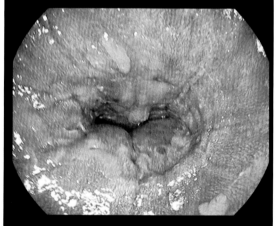

图 4　OE MODE 1 贲门部

内镜发现

　　最具特征性的内镜表现为呈同心圆样环形沟及自上而下垂直于环形沟的纵行沟，收缩时纵行沟更明显，黏膜肿胀、粗糙、血管纹理不清、白斑附着，管腔可狭窄。本病是嗜酸性细胞浸润食管上皮所致的食管炎，常伴有过敏性疾病，可表现为吞咽梗阻、胸痛等。多点活检后提示上皮内 ≥ 20/HPF 嗜酸性细胞浸润。

食管上皮内瘤变（IN）

病例

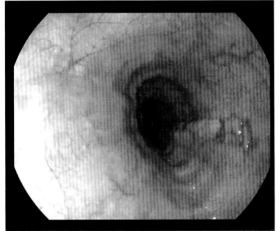

图 1　普通白光

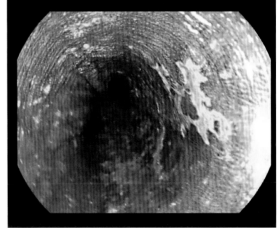

图 2　碘染色

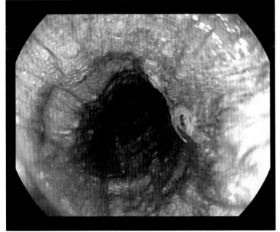

图 3　OE MODE 1+ 碘染色

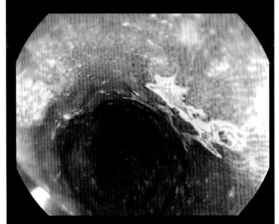

图 4　OE MODE 2+ 碘染色

内镜发现

　　普通白光下可见黏膜粗糙、血管纹理消失，片状发红凹陷，表面可见白色颗粒状隆起，碘染色后边界清晰，病灶区域淡染，其内可见碘染褐色的残留鳞状上皮。席纹征阴性，OE MODE 1+ 碘染色下病灶呈银色，OE MODE 2+ 碘染色下病灶呈粉红色。日本对于本病的诊断需满足病理示细胞呈低异型性以及内镜下病变面积小于 $1cm^2$ 同等条件。

食管上皮内瘤变（高级别）

病例

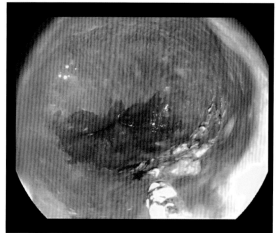

图 1　普通白光

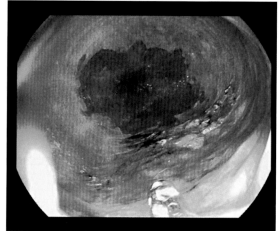

图 2　OE MODE 1

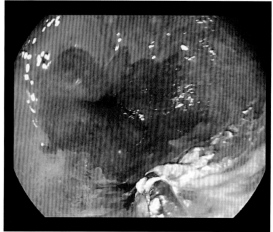

图 3　OE MODE 2

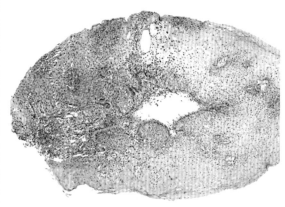

图 4　病理

内镜发现

　　食管下段 SCJ 上方可见片状黏膜粗糙、发红、血管纹理消失，表面可见白色颗粒状物质，有可疑自发性出血。OE MODE 1 模式下病灶呈茶色，边界较普通白光下更明显。OE MODE 2 模式下较普通白光下病灶边界更清晰。活检提示为食管高级别上皮内瘤变。最新版的《日本食管癌规约》已不再区分高级别及低级别，而统称为 IN。

食管下段贲门腺（露出型）

病例

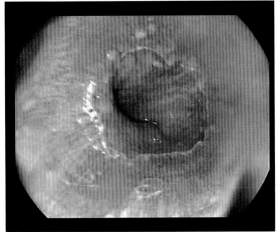

图 1　普通白光

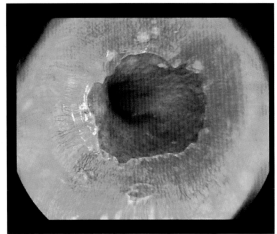

图 2　OE MODE 1（1）

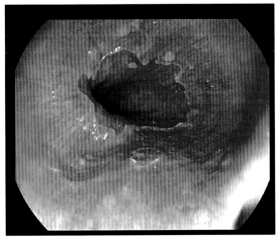

图 3　OE MODE 2

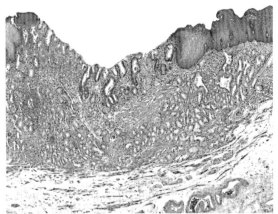

图 4　OE MODE 1（2）

内镜发现

食管下段可见柱上皮岛经常存在于距 SCJ 1cm 以内，其频率约为 57%，单发或多发，边界清晰。我国将其定义为岛状的 BE。日本多数称其为露出型贲门腺，是 EGJ 存在于鳞状上皮内游离的小区域胃黏膜。放大观察下可见其表面结构同正常贲门腺。

反流性食管炎（1）

病例

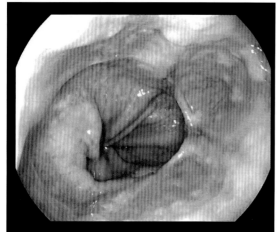

图 1　普通白光

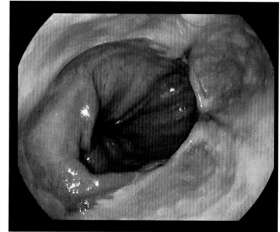

图 2　OE MODE 1

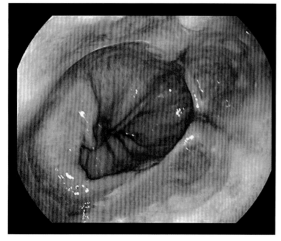

图 3　OE MODE 2

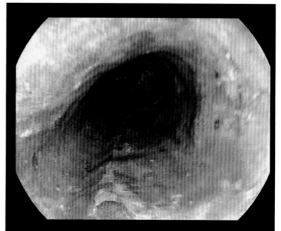

图 4　碘染色

内镜发现

　　SCJ 上方可见两处纵行短条索状充血性糜烂痕，病灶间无融合。OE MODE 1 模式下糜烂呈青色调，OE MODE 2 模式下糜烂呈紫红色。碘染色后食管下段糜烂处中央淡染、边缘深染。本病因胃内容物（胃酸、胆汁等）反流导致的食管黏膜破损。本病在病理上可能会被误判为高级别 IN，内镜结合病理可有效减少误诊误治。

反流性食管炎（2）

病例

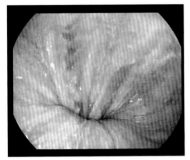

图 1　普通白光（1）

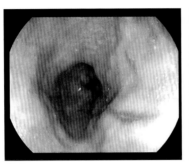

图 2　普通白光（2）

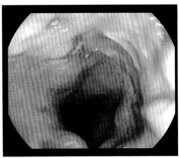

图 3　OE MODE 2

内镜发现

　　反流性食管炎常用洛杉矶分级，由轻到重分为 LA-A/B/C/D：LA-A 级：有一个及一个以上食管黏膜破损，但是长径小于 5mm；LA-B 级：有一个及一个以上食管黏膜破损，长径大于 5mm，各个病灶之间无融合。LA-C 级：食管黏膜破损有融合，但是小于 75％ 的管径；LA-D 级：食管黏膜破损融合，并不小于 75％ 的管径。

反流性食管炎 – 前哨息肉

病例

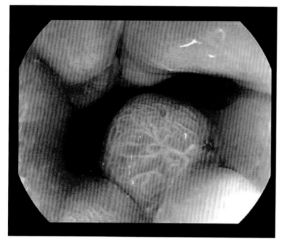

图1　OE MODE 1（1）

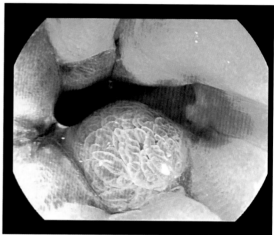

图2　OE MODE 1（2）

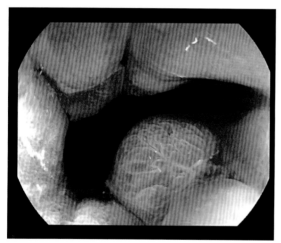

图3　OE MODE 2

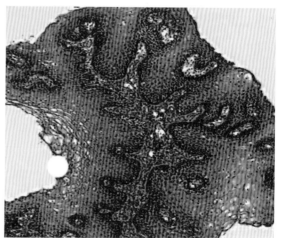

图4　病理

内镜发现

贲门SCJ下缘可见一息肉样隆起，普通白光及 OE MODE 2 模式下表面充血，表面呈绒毛叶片状结构。OE MODE 1 模式下观察表面结构排列尚规则，白区均匀一致。病理提示大量炎症细胞浸润，极性存在，证实为反流所致的炎性息肉。此种息肉无须内镜下治疗，经有效抗反流治疗后可完全消失。

贲门齿状线观察要点

病例

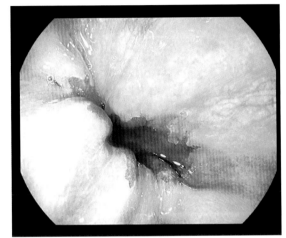

图1 OE MODE 1(1)

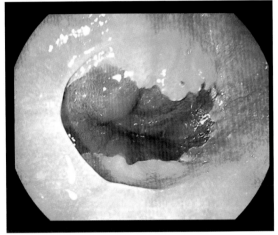

图2 OE MODE 1(2)

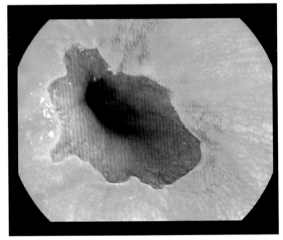

图3 OE MODE 1充气状态

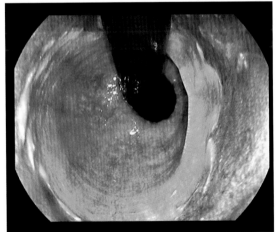

图4 倒镜观察

内镜发现

　　贲门观察需关注两条线，即 SCJ 和 GEJ，前者为食管鳞状上皮与胃柱状上皮交界线，后者为胃与食管交界线。普通胃镜时嘱患者深吸气以充分暴露 SCJ，无痛胃镜时可于食管下段充分注气仍可良好暴露 SCJ。倒镜状态下，患者情况允许、内镜角度足够时，应拉镜至充分暴露 SCJ。

贲门肉芽肿性息肉

病例

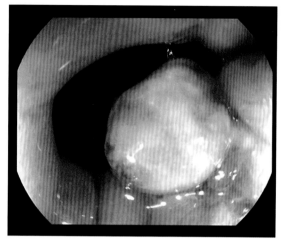

图1 普通白光

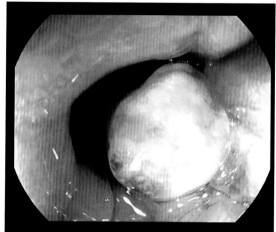

图2 OE MODE 1

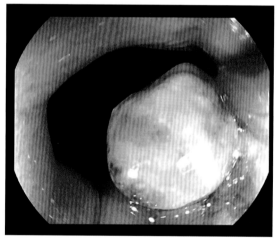

图3 OE MODE 1充气状态

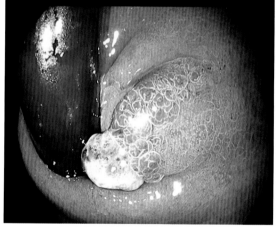

图4 OE MODE 1+ 倒镜

内镜发现

常常继发于损伤之后黏膜修复过程中而形成的隆起，发生于贲门者常与反流有关，病变表面的渗出物白苔较厚，息肉隆起形态有紧实感，白苔下可见增粗密集的血管，警惕与深浸润癌相鉴别。仔细观察深浸润癌周边，往往存在表浅癌的内镜征象，而肉芽肿性息肉周边伴随的是黏膜水肿等炎性改变。必要时活检以及抗反流后复查以明确诊断。

贲门黏膜下肿瘤（SMT）（平滑肌瘤／间质瘤）

病例

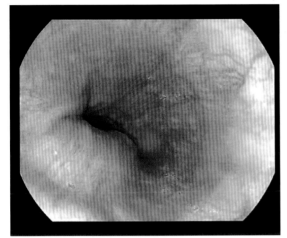

图 1　普通白光

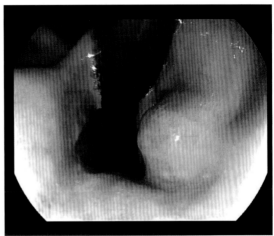

图 2　普通白光 + 倒镜

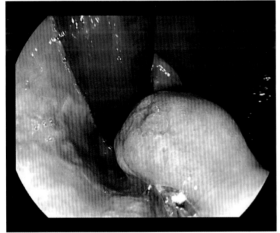

图 3　OE MODE 2+ 倒镜

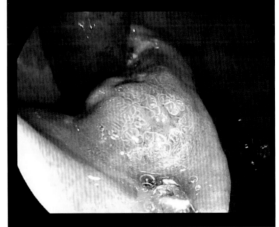

图 4　OE MODE 1+ 倒镜

内镜发现

　　贲门可见黏膜下隆起，正镜结合倒镜，并灵活使用活检钳推、压、挑，充分暴露病灶全貌，普通白光下病灶边缘缓坡状，中央可见发红凹陷，OE MODE 1 模式下凹陷呈青色、边缘不规则，凹陷边缘黏膜表面结构增大、欠规则。整体考虑是黏膜下肿瘤来源，如间质瘤、平滑肌瘤，不排除深在性囊性胃炎可能，超声内镜对了解来源及性质有一定帮助。

贲门黏膜下肿瘤（SMT）（平滑肌瘤／间质瘤）

病例

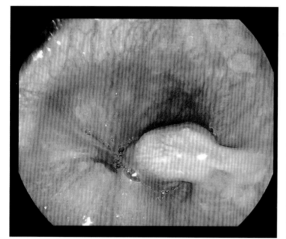

图 1　普通白光

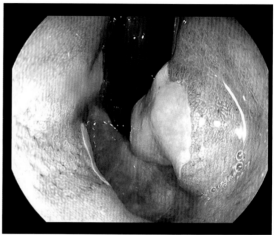

图 2　OE MODE 1+ 倒镜

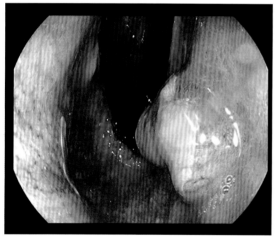

图 3　OE MODE 2+ 倒镜

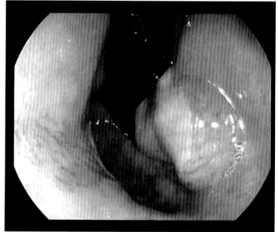

图 4　普通白光 + 倒镜

内镜发现

　　贲门可见一黏膜下隆起，骑跨 SCJ，正镜与倒镜相结合观察，病灶表面黏膜光滑、与周边黏膜一致，口侧可见桥状黏膜改变，肛侧边缘缓坡状。超声内镜有助于判断其来源及性质。起源于黏膜肌，腔内生长为主型可行黏膜切除术（EMR）切除；起源于固有肌，腔外生长为主型可行隧道法切除。

皮脂腺异位

病例

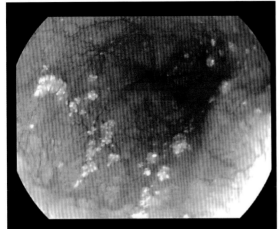

图 1 普通白光

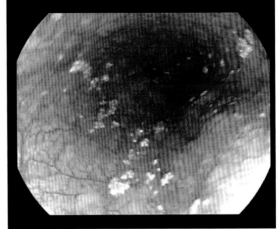

图 2 OE MODE 2

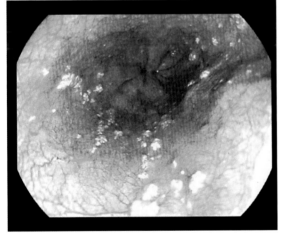

图 3 OE MODE 1

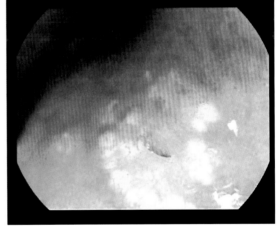

图 4 OE MODE 1 放大

内镜发现

食管中下段上皮下可见散在多发性点状、颗粒状、斑片状黄白色扁平隆起，大小 0.1~0.5cm 不等，分布排列不规则，较大的病灶边缘呈花瓣状。仔细观察可见黄色病变顶端点状的、异位的皮脂腺腺管的开口，此征有助于与食管黄色瘤相鉴别。

白塞病

病例

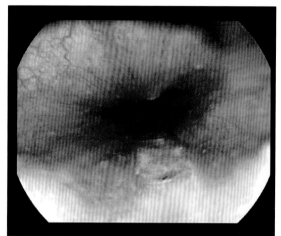

图 1　普通白光

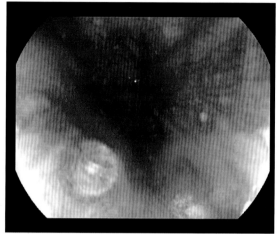

图 2　OE MODE 2

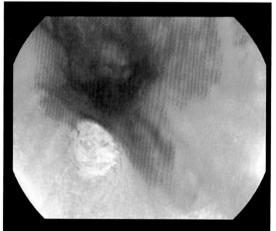

图 3　OE MODE 1

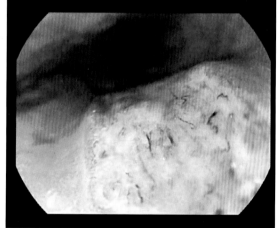

图 4　OE MODE 1 放大

内镜发现

　　普通白光、OE MODE 2 模式下可见圆形或类圆形的溃疡，溃疡底部覆黄白苔，边界清晰，可单发可多发。OE MODE 1+ 放大下病灶内可见扭曲扩张的短小血管像。该病是一种全身性免疫系统疾病，属于血管炎的一种。主要表现为反复口腔和会阴部溃疡、皮疹、下肢结节性红斑、眼部虹膜炎、食管溃疡、小肠或结肠溃疡及关节肿痛等。

食管黑色素沉着症

病例

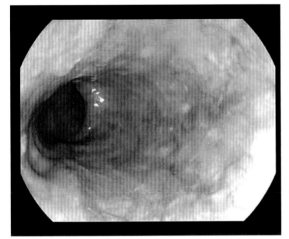

图1　普通白光

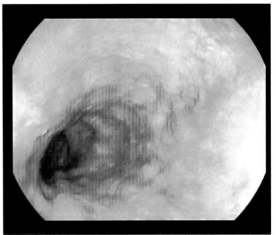

图2　OE MODE 1

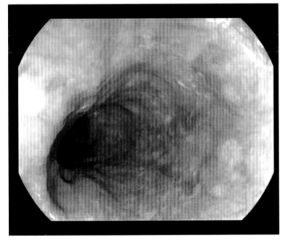

图3　OE MODE 2

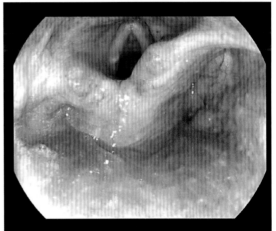

图4　伴咽部黑素色沉着

内镜发现

　　普通白光下可见下咽部及食管点片状、斑状棕褐色或黑色色素沉着，深浅不一，边界不清晰。病因主要有两大类，一类为先天性发育异常导致黑色素沉着，另一类与后天长期吸烟、饮酒等因素刺激食管上皮导致黑色素沉着有关。无须特殊治疗，定期随访即可。面积较大者需警惕是否合并有食管鳞癌。此外，需与食管黑色素瘤等相鉴别。

第三章　胃

幽门口胃黏膜脱垂

病例

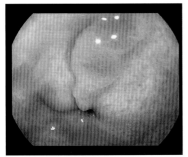

图1　普通白光

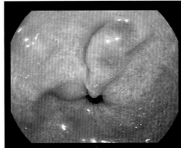

图2　OE MODE 1

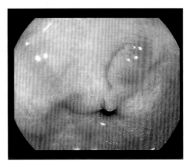

图3　OE MODE 2

内镜发现

幽门口小弯侧可见纵行条状黏膜隆起，部分突入幽门环内，质地较软。常因摩擦等原因其黏膜表面可出现局部发红甚至糜烂灶，发红糜烂处 OE MODE 1 模式下呈绿色，OE MODE 2 模式下呈紫红色。随访观察。

疣状胃炎 / 成熟型糜烂性胃炎

病例

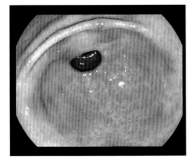

图1　普通白光

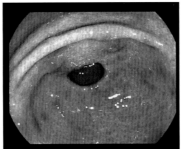

图2　OE MODE 1

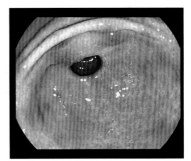

图3　OE MODE 2

内镜发现

好发于幽门前区，可单发可多发，边界不清，多发者可呈串珠样排列或散在无规律排列。普通白光下呈发红的山田Ⅰ型或Ⅱ型隆起，顶端可伴糜烂面及渗出。多见于幽门螺杆菌（Hp）阴性胃，也可见于 Hp 阳性胃。多发时需警惕其中藏匿分化型早癌。药物治疗。

疣状胃炎

病例

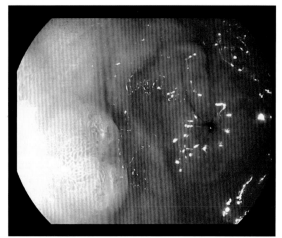

图 1 普通白光

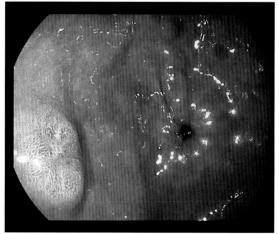

图 2 OE MODE 1（1）

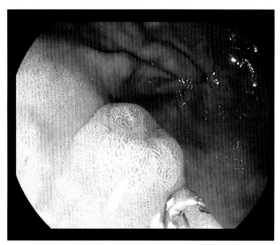

图 3 OE MODE 1（2）

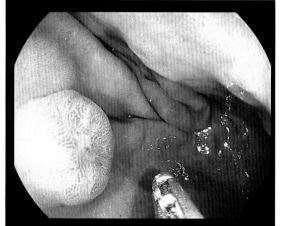

图 4 OE MODE 1（3）

内镜发现

胃窦前壁可见一的Ⅱa+Ⅱc型隆起，大小约0.6cm。Ⅱa型隆起边界与周围边界不清；Ⅱc型凹陷面色红，可见少量白色炎性渗出。以活检钳抵近病灶口侧，缓慢吸气，可使病灶逐渐垂直于镜头而有利于全面观察表面结构及表面血管。经活检证实为炎性病灶。

炎性糜烂

病例

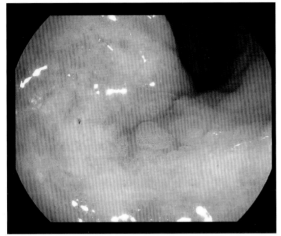

图 1　普通白光

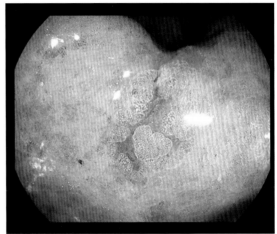

图 2　OE MODE 1

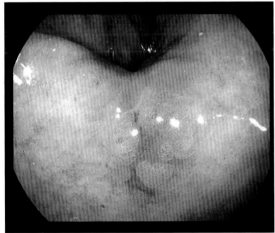

图 3　OE MODE 2

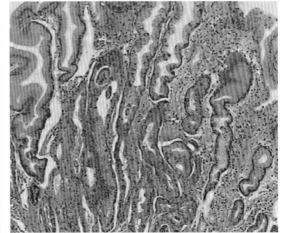

图 4　病理

内镜发现

　　胃角可见一不规则发红的凹陷性病灶，大小约 1.2cm×1.0cm，边界清晰，周围黏膜充血、水肿。OE MODE 1 模式下观察凹陷呈绿色，OE MODE 2 模式下观察凹陷呈紫红色。活检组织病理显示黏膜内可见大量炎症细胞聚集，小凹上皮呈螺旋状改变。随访观察。

胃底腺息肉

病例

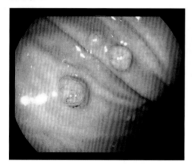

图 1 普通白光

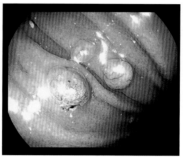

图 2 OE MODE 1

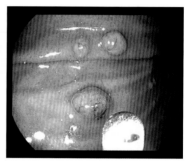

图 3 OE MODE 2

内镜发现

　　胃体大弯侧可见多发的亚蒂的山田 II 型、III 型的黏膜隆起，表面光滑，表面结构及色泽与周围黏膜一致，可见扩张的血管，只存在于胃底腺区域（胃底部及胃体部），多为数毫米大小，常多发。组织学上以胃底腺组织增生、腺管囊泡状扩张为特征的隆起型病变。大部分见于无 Hp 感染、无萎缩的胃体腺黏膜，发生胃癌风险极低。随访观察。

胃窦脂肪瘤

病例

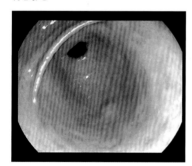

图 1 普通白光

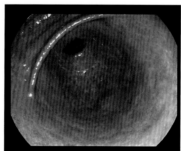

图 2 OE MODE 1

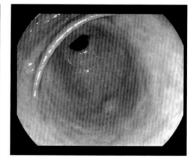

图 3 OE MODE 2

内镜发现

　　胃窦大弯侧可见 1.2cm×1.2cm 黏膜下隆起病灶，表面发黄，被覆正常黏膜，光滑。多数起源于黏膜下层，呈坡度较缓的隆起病灶，良性肿物，若用活检钳触之，一般较软，有弹性。随访观察或内镜下切除。

胃窦异位胰腺

病例

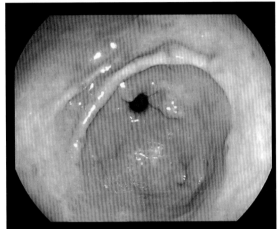

图 1　普通白光

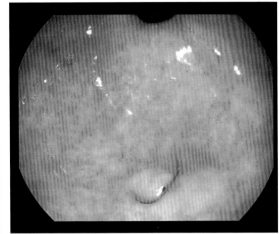

图 2　普通白光近照

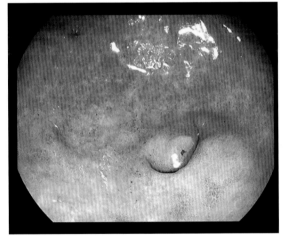

图 3　OE MODE 1

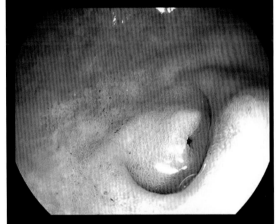

图 4　OE MODE 1 近照

内镜发现

　　胃窦大弯侧可见大小约 1.5cm 的隆起，坡度较缓，表面光滑，伴有旋涡状的凹凸改变，中心凹陷处可见胰腺组织的导管开口。异位胰腺是良性的上皮性肿瘤，顶端可伴脐样凹陷。随访观察。

胃体异位胰腺

病例

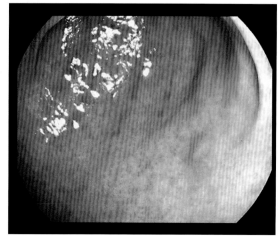

图1 普通白光

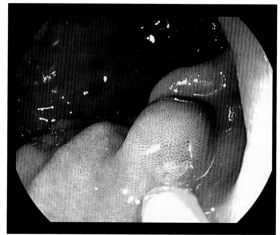

图2 OE MODE 1

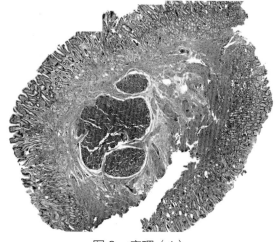

图3 病理（1）

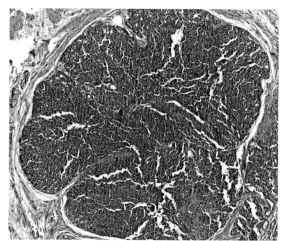

图4 病理（2）

内镜发现

　　胃体可见一SMT样隆起病灶，大小约0.5cm×0.5cm，表面颜色与周边黏膜同色，OE MODE 1模式下观察表面腺管结构规则、边界不清。整体切除后组织病理显示黏膜肌层及黏膜下层之间可见大量胰腺外分泌部的浆液腺腺泡组织呈膨胀推挤式生长，细胞游离侧胞浆呈红色、基底侧胞浆呈紫色。边界清晰。

胃窦毛细血管扩张症

病例

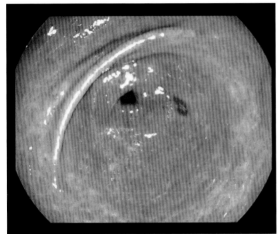

图1　普通白光

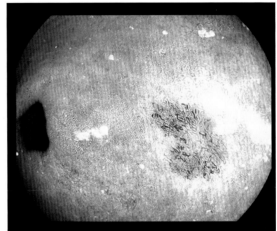

图2　OE MODE 1

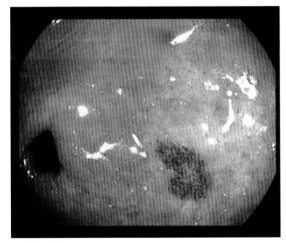

图3　OE MODE 2

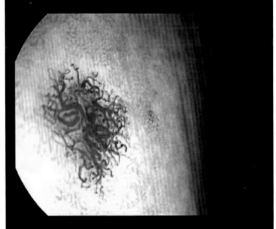

图4　放大

内镜发现

　　胃窦后壁可见一 0.8cm×0.8cm 大小的平坦发红区域，发红区域周围伴白晕，其成因多为中央血管区盗血所致，边界清晰。近距离观察可见扩张的毛细血管增粗、扭曲、密集，但管径变化顺滑有过度感，缺乏陡然的变化。随访观察。

胃体毛细血管扩张症

病例

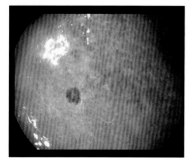
图1 普通白光

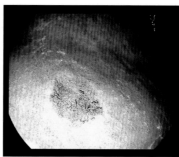
图2 OE MODE 1

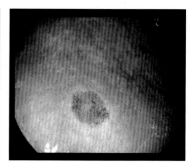
图3 OE MODE 2

内镜发现

　　胃体下部可见一0.8cm×0.8cm大小的平坦发红区域，发红区周围伴白晕，边界清晰，近距离观察可见扩张的毛细血管。普通白光下血管呈红色。OE MODE 1模式下血管呈墨绿色。OE MODE 2模式下血管呈紫色，周围白晕更加明显。无须特殊处理。

贲门下增生性息肉（1）

病例

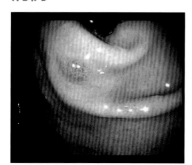
图1 普通白光

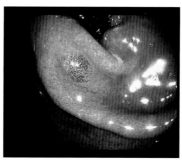
图2 OE MODE 1

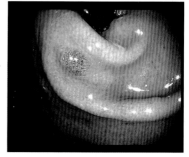
图3 OE MODE 2

内镜发现

　　贲门下可见一0.4cm×0.4cm大小、发红的缓坡样黏膜隆起病灶，山田Ⅰ型，边界清晰。随着息肉的增长，将会出现隆起高度增加，充血更加明显，IP增宽拉长，表面结构向乳头状或绒毛状甚至叶片状结构的过度生长，局部出现糜烂、炎性白苔附着，甚至局部异型增生等情况。

贲门下增生性息肉（2）

病例

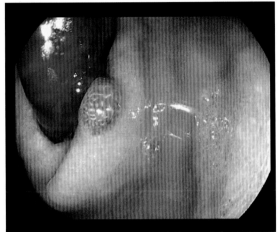

图 1　普通白光

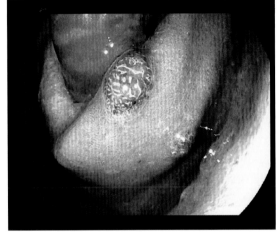

图 2　OE MODE 1（1）

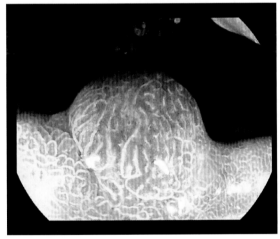

图 3　OE MODE 1（2）

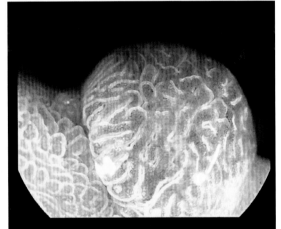

图 4　放大

内镜发现

　　倒镜下贲门处可见一 0.5cm×0.5cm 大小的半球形黏膜隆起病灶，表面发红。放大观察表面腺管结构呈大型化，微血管扩张，因弥散性充血而显示不清。增生性息肉（HP）多出现在 Hp 感染的背景黏膜上，Hp 根治后，有时会明显缩小甚至完全消失。

胃黄色瘤（1）

病例

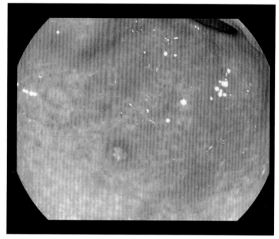

图1　普通白光

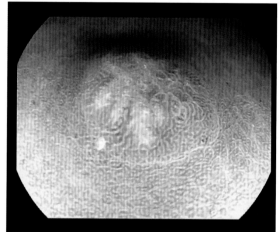

图2　OE MODE 1（1）

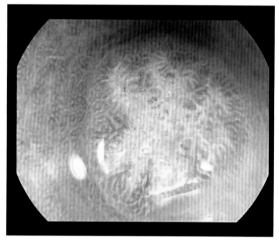

图3　OE MODE 1（2）

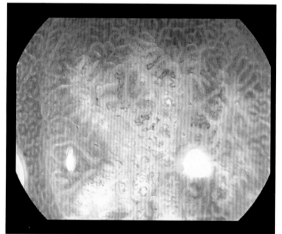

图4　放大

内镜发现

　　胃窦大弯侧可见约0.5cm×0.5cm大小的Ⅱa型隆起病灶，表面呈黄色。放大观察可见明显的细颗粒状的表面结构。强放大下可于黄色成分表面见到正常轻度扩张的微血管。黄色瘤一般提示Hp现症感染或既往感染，黄色瘤本身合并癌变者非常罕见。随访观察。

胃黄色瘤（2）

病例

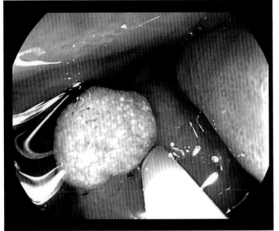

图 1　普通白光

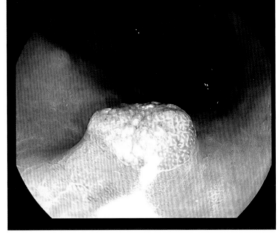

图 2　OE MODE 1

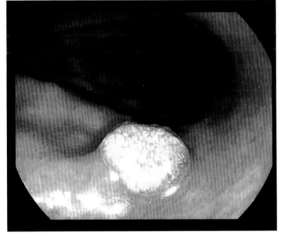

图 3　OE MODE 2

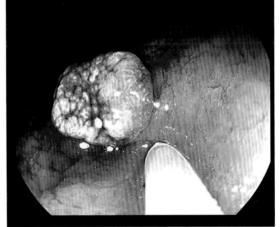

图 4　OE MODE 2 染色

内镜发现

　　胃体上部可见大小约 1.0cm×1.0cm 的半球形隆起病灶，表面呈黄色乳头颗粒状。美蓝＋OE MODE 2 模式下观察病灶边界清晰，颗粒之间可见沟状美蓝沉积。黄色瘤一般出现于 Hp 现症感染或既往感染的胃黏膜。组织学上，可见黏膜固有层表层细胞质呈空泡状的圆形细胞，考虑为巨噬细胞吞噬脂质后簇集的表现，黄色瘤在 Hp 除菌后仍会残留。随访观察。

胃窦增生性息肉

病例

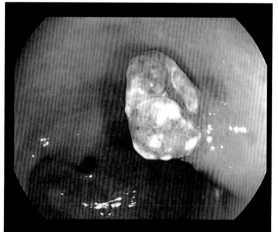

图 1　普通白光

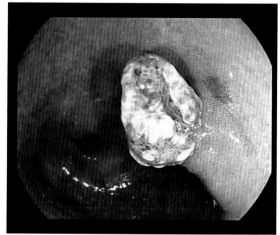

图 2　OE MODE 1

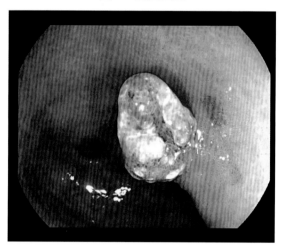

图 3　OE MODE 2

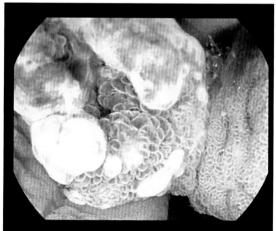

图 4　放大

内镜发现

　　胃窦后壁可见一 1.2cm×1.2cm 的带蒂隆起型病变，呈山田Ⅲ型，表面凹凸不平，红色调，附着少许白苔。放大观察表面腺管结构扩张，但形态规则。1cm 以下可以随访观察，1cm 以上建议行内镜下切除治疗。值得注意的是，胃窦区的 HP 有可能越切反而长得越大。

胃体增生性息肉

病例

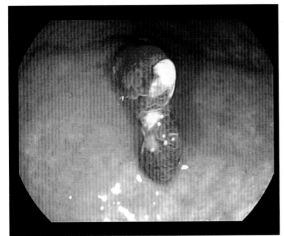

图1　普通白光

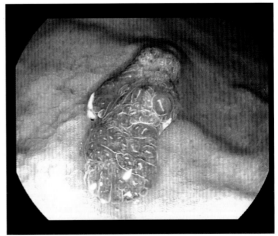

图2　OE MODE 1

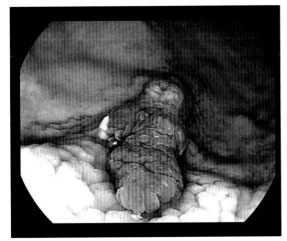

图3　OE MODE 2

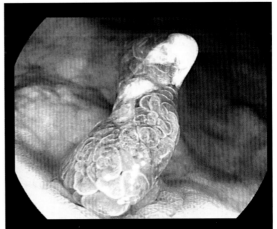

图4　放大

内镜发现

　　胃体下部大弯偏前壁侧可见一1.5cm×1.5cm黏膜隆起病灶，带蒂，表面血管丰富，充血明显而呈红色调，形如鸡冠，附少许白苔，隆起头端黏膜呈分叶状改变，微结构扩张。OE MODE 1模式下观察呈绿色，OE MODE 2模式下观察呈鲜亮的紫红色。

结节性胃炎／鸡皮样胃炎（1）

病例

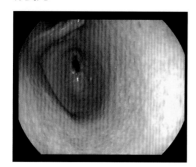

图1　普通白光

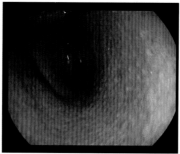

图2　OE MODE 1

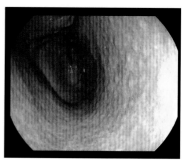

图3　OE MODE 2

内镜发现

　　胃窦部可见密集的、均匀的白色小颗粒状隆起，我国称为"结节性胃炎"，日本称为"鸡皮状胃黏膜"。鸡皮样胃炎是怀疑Hp现症感染的表现，多见于年轻女性，是年轻人胃癌，尤其是未分化胃癌的母地。此种胃重点需注意F线附近可能存在未分化癌发生的高风险。

结节性胃炎／鸡皮样胃炎（2）

病例

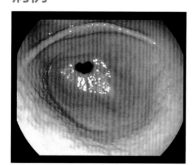

图1　普通白光

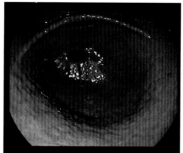

图2　OE MODE 1

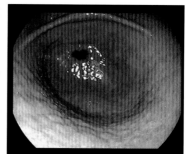

图3　OE MODE 2

内镜发现

　　胃窦部可见密集的、均匀的白色小颗粒状隆起，形如鸡皮，故也称为"鸡皮状胃黏膜"。鸡皮样胃炎为高度提示Hp现症感染的表现之一，组织病理学上表现为淋巴滤泡增生。除菌后随着时间的推移，其鸡皮样黏膜外观可逐渐消失而恢复正常黏膜形态。

胃底多发扁平隆起／春间·川口病（1）

病例

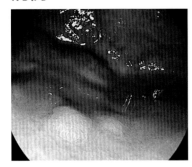 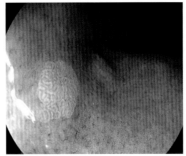 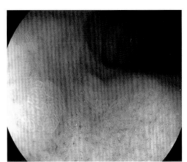

图 1　普通白光　　　　　图 2　OE MODE 1　　　　图 3　OE MODE 2

内镜发现

　　胃底可见多发的白色平坦隆起病灶，大小为 0.3~0.5cm，表面腺管结构规则，背景黏膜可见规则集合静脉（RAC）。常为多发，活检组织病理可见小凹上皮增生。多见于质子泵抑制剂（PPI）口服患者。与内镜下肠上皮化生相比，多见于胃底、胃体部的非萎缩黏膜。随访观察。

胃底多发扁平隆起／春间·川口病（2）

病例

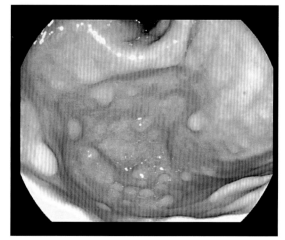

图 1　普通白光

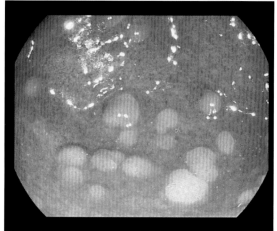

图 2　OE MODE 1

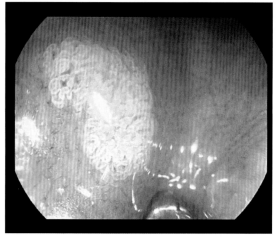

图 3　OE MODE 2

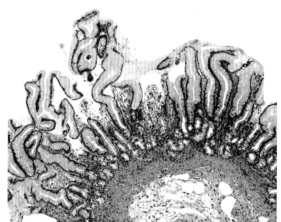

图 4　放大

内镜发现

　　胃底可见多发的白色平坦隆起病灶，大小为 0.2~0.8cm 不等。放大观察表面腺管结构呈绒毛状改变，形态规则，边界清晰，周围黏膜可见规则的圆形小坑样（pit）结构，提示非萎缩，见于 PPI 口服患者。无须特殊处理。

慢性炎症伴淋巴滤泡形成

病例

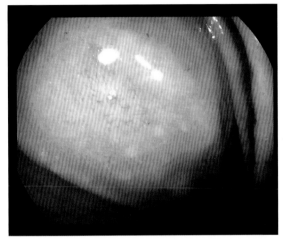

图 1　普通白光

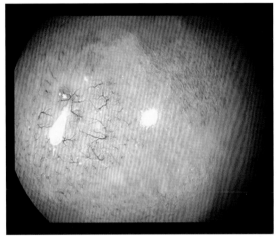

图 2　OE MODE 1

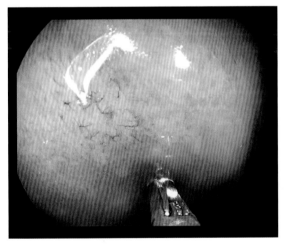

图 3　OE MODE 2

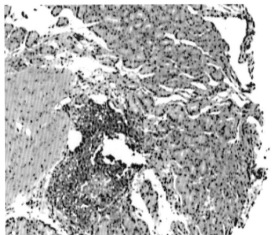

图 4　放大

内镜发现

　　胃体大弯侧可见褪色的平坦区域，边界不清，表面腺管规则，突出特点是可见扩张的微血管结构。活检病理组织可见淋巴细胞聚集，淋巴滤泡形成。随访观察。此种形态的病变需警惕与胃泌酸型腺瘤（日本称为胃底腺型胃癌）相鉴别。

良性胃溃疡

病例

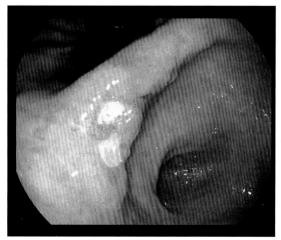

图1 普通白光

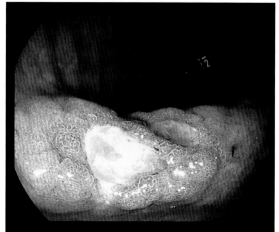

图2 OE MODE 1

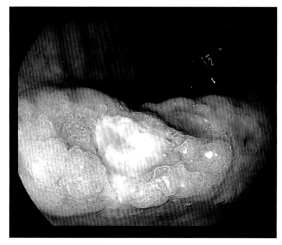

图3 OE MODE 2

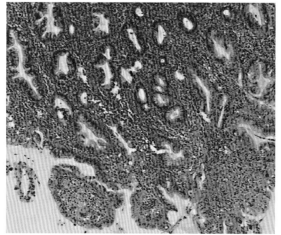

图4 病理

内镜发现

　　胃角前壁可见两处凹陷形溃疡灶，底覆白苔，周围黏膜充血、水肿，边缘光滑，边界清晰。临床症状常为进食后腹痛。抗溃疡药物治疗后可痊愈。值得注意的是，部分胃癌可表现为溃疡形态，并有恶性循环周期。内镜需观察溃疡周边是否存在Ⅱb型病变，必要时活检鉴别。

胃异位胃腺（黏膜下异位性胃腺）

病例

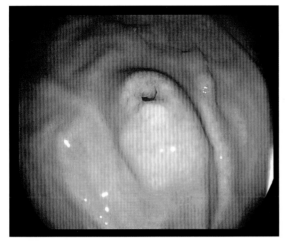

图1　普通白光

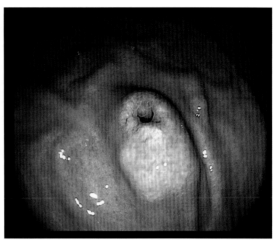

图2　i-scan

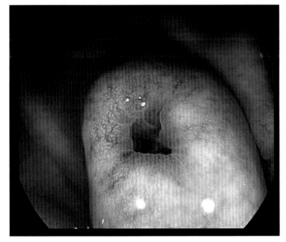

图3　OE i-scan

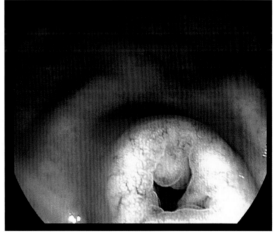

图4　放大

内镜发现

　　胃体大弯侧可见一1.5cm×1.2cm缓坡样隆起的黏膜下肿物，表面黏膜光滑，在中央处可见一凹陷形开口和露出的腺体，有时开口处可见黏液分泌。其成因多为黏膜内腺体或上皮成分突破黏膜肌层进入黏膜下层生长而逐渐形成SMT样隆起形态。需与异位胰腺相鉴别。

肠上皮化生

病例

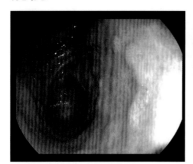
图1　普通白光

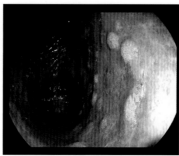
图2　OE MODE 1

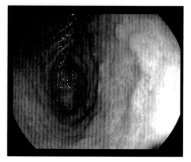
图3　OE MODE 2

内镜发现

　　胃窦可见散在 2~5mm 大小的白色扁平隆起，边界清晰。一般可见于 Hp 感染所致的慢性胃炎的病例，但也可以出现在既往 Hp 感染史的病例。这种特异性肠上皮化生随着萎缩性胃炎的发展，也可散见于胃体部黏膜。

胃窦糜烂（1）

病例

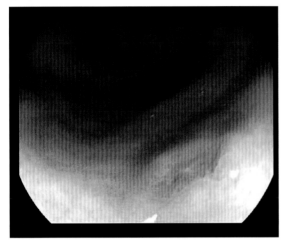

图 1　普通白光

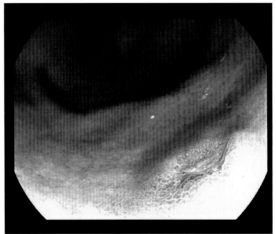

图 2　OE MODE 1（1）

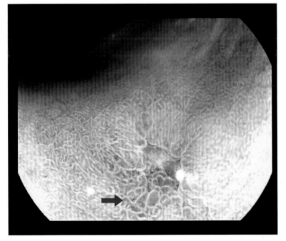

图 3　OE MODE 1（2）

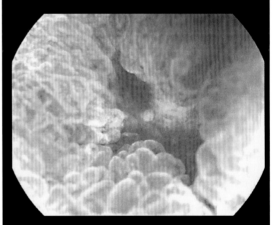

图 4　放大

内镜发现

胃体大弯侧可见一大小约 0.6cm 的平坦凹陷性病灶，表面发红，覆薄苔，凹陷中央腺管结构不清晰。箭头所指区域腺管结构增大，但排列尚规则，口侧边界不清。活检证实为良性糜烂灶。药物治疗一般可痊愈。这种孤立性的糜烂灶需与胃分化型早癌相鉴别。

胃窦糜烂（2）

病例

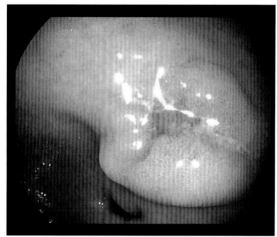

图 1　普通白光

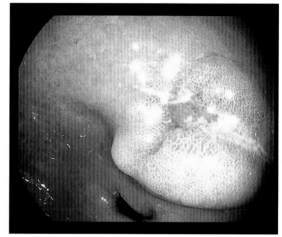

图 2　OE MODE 1

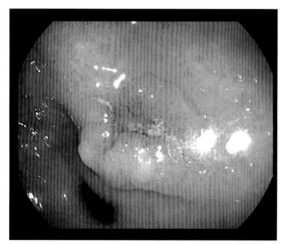

图 3　OE MODE 2

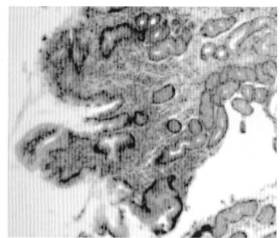

图 4　病理

内镜发现

　　胃窦小弯侧可见一发红的凹陷性病灶，白色黏液附着，周围黏膜水肿。OE MODE 1 模式下观察凹陷处呈棕色；OE MODE 2 模式下观察发红更加明显，表面腺管结构不清晰。活检病理显示黏膜内炎症细胞浸润，未见异型细胞。药物治疗。

泌酸型腺瘤 / 胃底腺型胃癌

病例

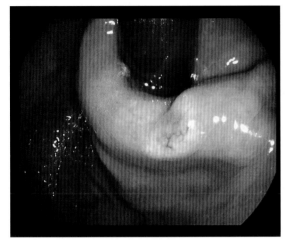

图 1　普通白光

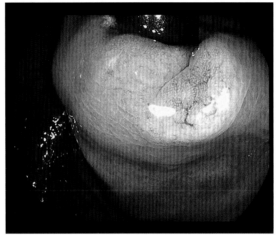

图 2　OE MODE 1

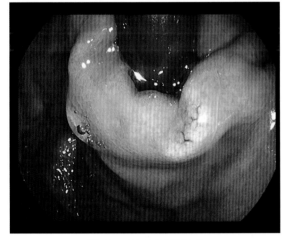

图 3　OE MODE 2

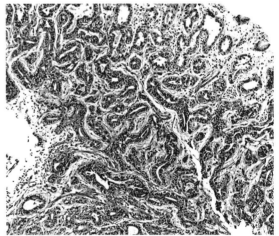

图 4　病理

内镜发现

　　贲门下可见一 0.8cm × 0.8cm 褪色的平坦病灶，表面结构规则，可见扩张的微血管结构。活检病理可见肿瘤表面覆盖非肿瘤性小凹上皮，黏膜中下层见不规则、融合性生长的腺管，类似主细胞分化的肿瘤细胞异型性低、胞浆紫红色、嗜双色性、散在壁细胞。此类肿瘤的特征：（1）通常起源于胃底腺区的胃黏膜，背景无胃炎萎缩肠化；（2）表面呈 SMT 样病变，褪色调，被覆正常黏膜，肿瘤表面有血管扩张或分支血管；（3）常侵及黏膜下层，但只有表现出轻微的组织学异型性，罕有淋巴或静脉侵犯；（4）免疫组化常表达 MUC6 和胃蛋白酶原 -1（pepsinogen I）；（5）复发风险低，预后良好。可行内镜下治疗。

小凹上皮型腺瘤／小凹上皮型胃癌

病例

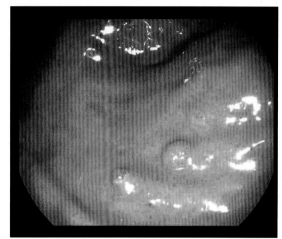

图 1　普通白光

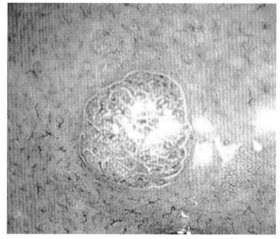

图 2　病变 1

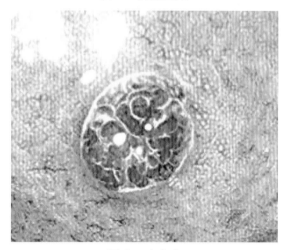

图 3　病变 2

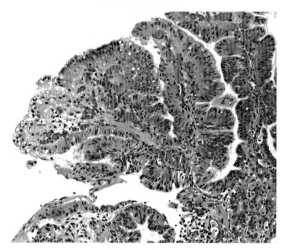

图 4　病理

内镜发现

　　胃体上部可见两处黏膜隆起病灶，图 2 为右侧稍大的同色调的黏膜隆起，表面腺管结构扩张，但排列规则，考虑为胃底腺息肉；图 3 为左侧较小的、红色的黏膜隆起，呈现出树莓样（raspberry）外观。OE MODE 1 模式下表现为形状不同的乳头状或脑回状微结构，微血管不规则扩张、密集、模糊，边界清晰，提示为肿瘤性病变。周围黏膜呈规则排列的小坑样结构，提示黏膜无萎缩、Hp 未感染。活检钳除后组织病理显示小凹上皮的肿瘤细胞核呈卵圆形，细胞异型性低，极性丧失。

低分化胃癌（1）

病例

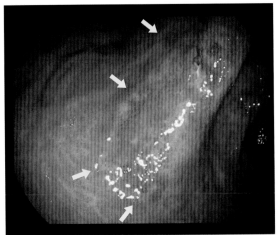

图1　普通白光

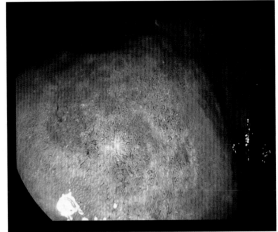

图2　OE MODE 1

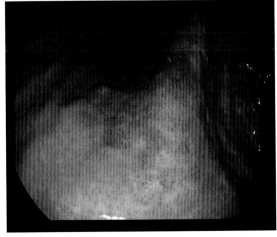

图3　OE MODE 2

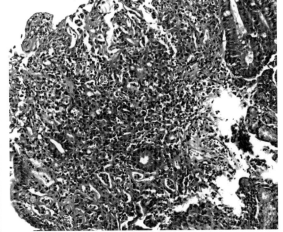

图4　病理

内镜发现

　　胃角前壁可见一边缘清晰呈断崖状的凹陷性病变（黄箭头），主体发红，边缘发白，呈"白里透红"，表面粗糙不平，整体塌陷感。OE MODE 1 模式下病变呈褪色。活检病理为黏膜浅层可见未形成腺管结构的癌细胞破坏表面小凹上皮的腺窝结构，导致内镜下看不到腺管结构。外科手术切除。

低分化胃癌（2）

病例

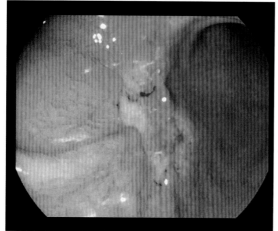

图 1 普通白光

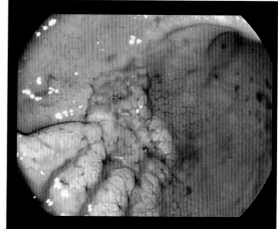

图 2 染色

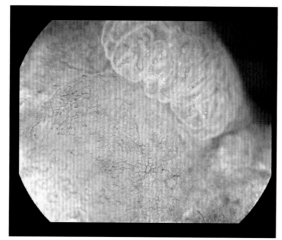

图 3 OE MODE 1 放大

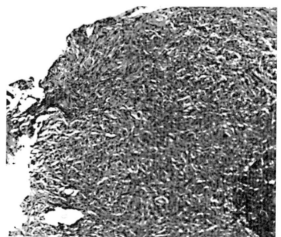

图 4 病理

内镜发现

　　胃体下部 F 线口侧可见一"白里透红"的凹陷性病灶，界限清晰，凹陷处凹凸不平，呈颗粒状隆起，集中的黏膜皱襞在凹陷的边缘中断，呈断崖状改变，靛胭脂染色后断崖征更加明显。放大观察凹陷边缘处腺管扩张，凹陷处内部腺管结构不可见，如同幽灵般消失，并可见螺旋状血管（CSP）。活检病理提示无腺管结构的低分化腺癌。

黏膜相关样组织淋巴瘤（MALT）

病例

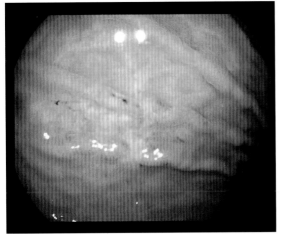

图 1　普通白光

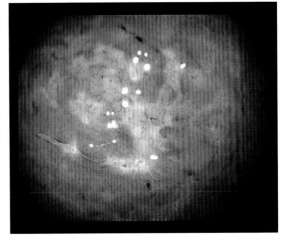

图 2　OE MODE 1

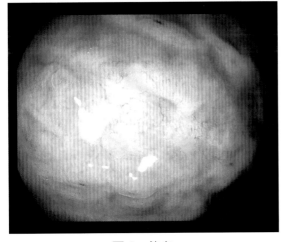

图 3　染色

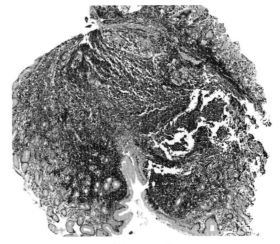

图 4　病理

内镜发现

　　胃体中段大弯侧见一大片状黏膜呈发白褪色调凹陷性病灶，表面凹凸不平，不规整，边界不清，黏膜皱襞中断，病灶内可见粗大树枝状微血管结构，美蓝染色后边界仍不清晰。活检组织病理显示黏膜固有层可见淋巴组织弥漫性增生，免疫组化证实为黏膜相关样组织淋巴瘤（MALT）。一般认为 MALT 跟 Hp 感染相关，治疗首先需要根治 Hp。

低级别上皮内瘤变

病例

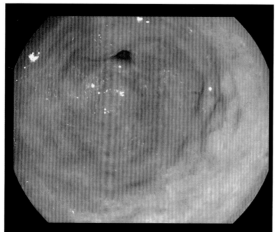

图 1　普通白光

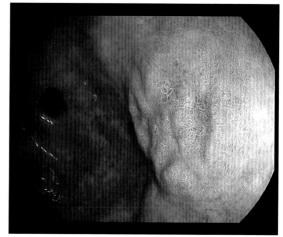

图 2　OE MODE 1

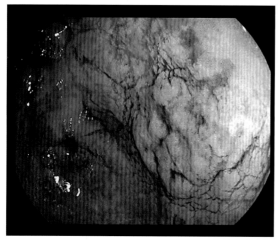

图 3　OE MODE 2

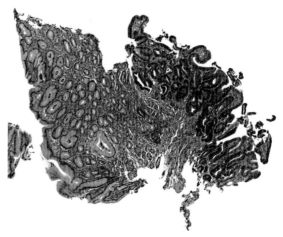

图 4　病理

内镜发现

　　胃窦后壁可见一 0 ~ Ⅱc 型病灶，大小约 1.5cm×1.5cm，表面粗糙发红。少量黏液。OE MODE 1 模式下观察口侧凹陷处呈深棕色，内可见排列不规则的、粗大的腺管结构，美蓝喷洒后病灶边界清晰。活检组织病理提示右侧为肿瘤腺管，左侧为正常腺管，分界线（DL）清晰，肿瘤区域腺管密集增生、局部分支，极性消失，细胞核增大深染、局部缺乏成熟分化极性。诊断为低级别上皮内瘤变（《WHO 标准》）。可行内镜下切除。

高级别上皮内瘤变

病例

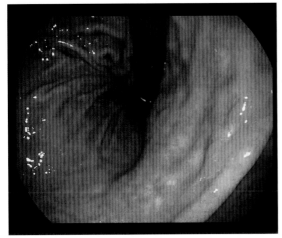

图 1　普通白光（1）

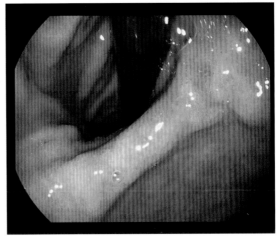

图 2　普通白光（2）

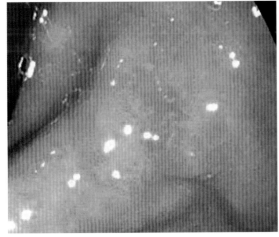

图 3　放大

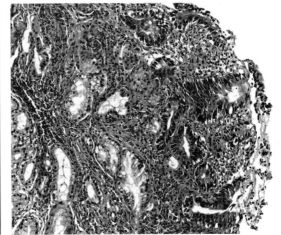

图 4　病理

内镜发现

　　胃角后壁可见一发红Ⅱc型凹陷性病灶，大小约 1.2cm×0.6cm，周围黏膜充血、水肿反应性隆起。接近观察凹陷区域边缘呈星芒状，胃体小弯侧可见发白的萎缩黏膜。活检组织病理提示肿瘤腺管缺乏表层成熟现象，细胞核增大深染、排列极性紊乱。内镜下切除。

胃腺瘤

病例

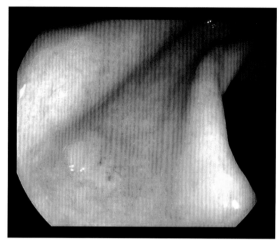

图 1　普通白光

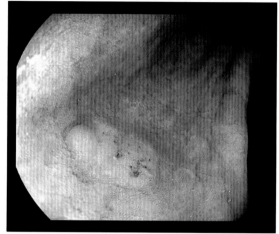

图 2　OE MODE 1

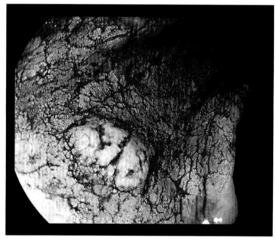

图 3　OE MODE 2+ 染色

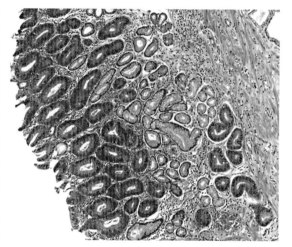

图 4　病理

内镜发现

　　胃窦前壁近胃角处可见一褪色 0~ Ⅱa 型病灶，大小约 0.8cm×0.6cm，表面黏膜光滑，边界清晰。活检组织病理显示肿瘤腺管排列密集、轮廓较规则，细胞核呈杆状、大小较一致，均排列在腺管基底膜侧；深层可见正常的黏液腺，呈"二层楼"结构。内镜下切除。

高分化管状腺癌（1）

病例

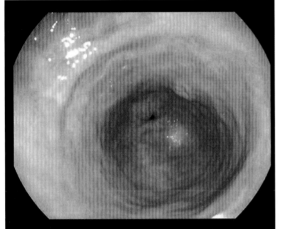

图1 普通白光

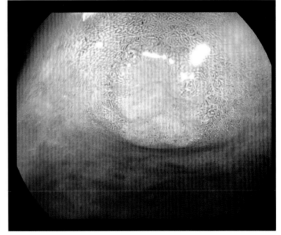

图2 OE MODE 1

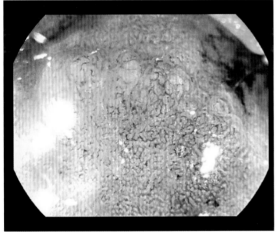

图3 OE MODE 1放大

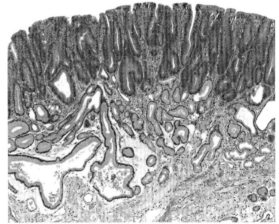

图4 病理

内镜发现

胃窦小弯后壁可见一大小 1.0cm×0.8cm 的 0～Ⅱa＋Ⅱc 型病灶，表面褪色调，OE MODE 1 模式下观察呈红茶色改变，边界清晰，放大观察隐窝边缘上皮（MCE）不鲜明化，并可见微血管结构增粗、扭曲，呈网格状改变，提示该病变为肿瘤性病变。活检组织病理显示分化良好的癌性腺管密集增生，肿瘤细胞核浆比增大，核深染、呈卵圆形至圆形、大小不一，极性消失。内镜下切除。

高分化管状腺癌（2）

病例

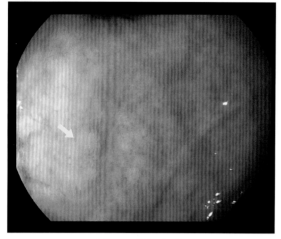

图1　普通白光

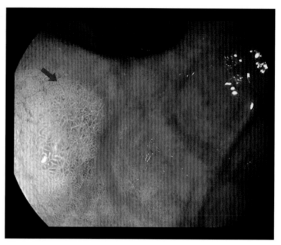

图2　OE MODE 1

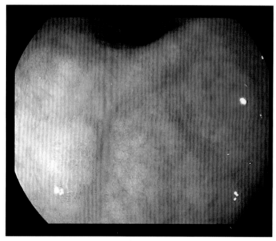

图3　OE MODE 2

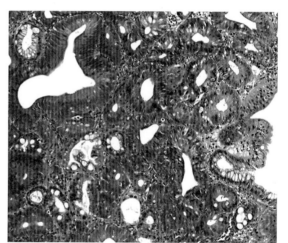

图4　病理

内镜发现

　　胃角前壁可见一 0 ~ Ⅱb 型病变，微黄色调，大小约 0.6cm × 0.6cm（黄箭头）。OE MODE 2 模式下观察黄色调更加显著；OE MODE 1 模式下观察呈红茶色改变，病变边缘存在清晰边界（红箭头），表面腺管结构扩张，大小不一致。活检组织病理显示癌性腺管密集增生、大小不一、排列紊乱，细胞核复层化、局部缺乏成熟趋势，考虑高分化管状腺癌。内镜下切除。

印戒细胞癌

病例

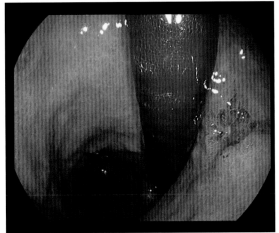

图 1　普通白光

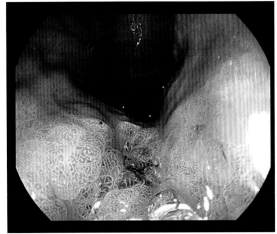

图 2　OE MODE 1

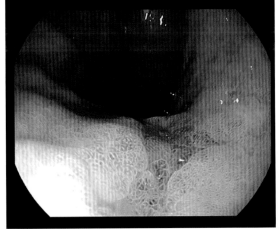

图 3　OE MODE 2

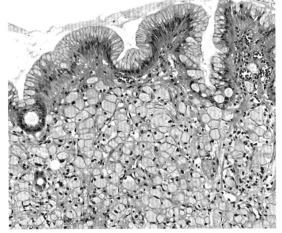

图 4　病理

内镜发现

　　胃体小弯侧可见一凹陷性病灶，大小约 1.5cm×1.5cm，表面颜色鲜红，边界尚清，OE MODE 1 模式下观察可见粗大的腺管结构。活检组织病理显示黏膜浅、中层见弥漫浸润的印戒细胞癌（SRC），表面覆盖非肿瘤胃小凹上皮，小凹开口变浅、间区扩大，故内镜下见表面腺管结构扩张。治疗目前建议仍以手术为主。

炎性纤维性息肉（IFP）（1）

病例

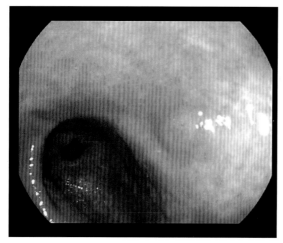

图 1　普通白光

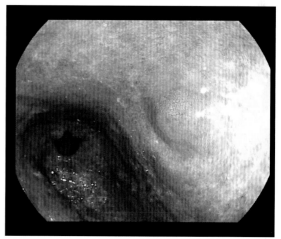

图 2　OE MODE 1

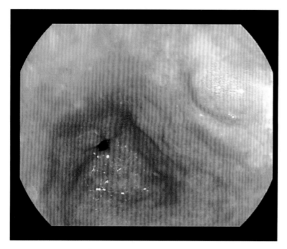

图 3　OE MODE 2

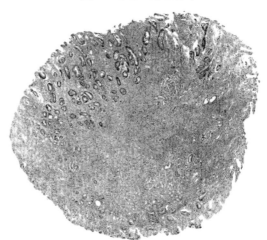

图 4　病理

内镜发现

　　胃窦后壁可见一稍红 SMT 样黏膜隆起病灶，大小约 1.0cm×1.0cm，表面黏膜未见明显异常，边界不清，质地较韧。活检组织病理显示表面黏膜正常，黏膜固有层的深层至中层可见结缔组织增生、以嗜酸性粒细胞为主的炎症细胞浸润，小血管周围常常可见纤维性结缔组织呈同心圆状排列。随访观察或内镜下切除。

炎性纤维性息肉（IFP）（2）

病例

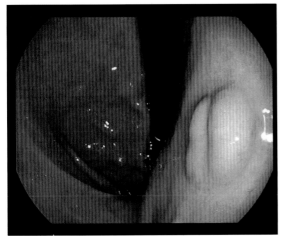

图 1　普通白光

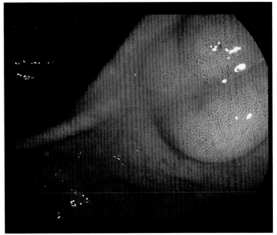

图 2　OE MODE 1

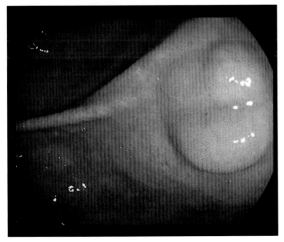

图 3　OE MODE 2

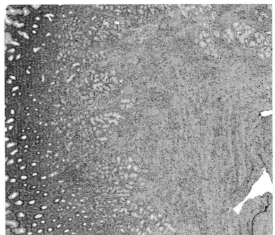

图 4　病理

内镜发现

　　胃角后壁可见一 SMT 样隆起病灶，大小约 1.5cm×1.5cm，中央可见一纵行沟裂，表面黏膜未见明显异常。活检组织病理显示表面黏膜正常，深层可见结缔组织增生、炎症细胞浸润。炎性纤维性息肉（IFP）被定义为"以黏膜固有层及黏膜下层为主，由各种程度的纺锤形细胞增殖构成的局限性隆起型病变"，是一种伴有以嗜酸性粒细胞为中心的慢性炎症细胞浸润的息肉。一般为黏膜下肿瘤样的形态，典型病例中阴茎龟头样的外观很容易诊断，非典型病例中缺乏特征，需要与其他黏膜下肿瘤和恶性肿瘤相鉴别。

增生性息肉（小凹上皮增生）

病例

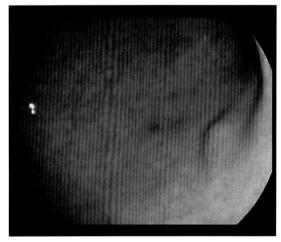

图 1　普通白光

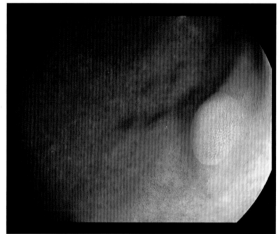

图 2　OE MODE 1

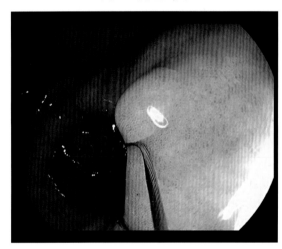

图 3　OE MODE 2

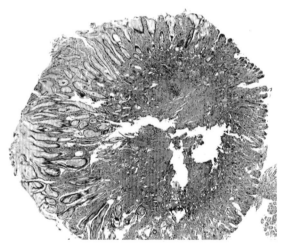

图 4　病理

内镜发现

　　胃窦体交界处可见一 0.5cm × 0.5cm 黏膜隆起病灶，表面光滑，腺管结构规则，边界清晰。整体切除后组织病理显示小凹上皮腺管增生延长，但腺管形态无异型性，小凹上皮细胞核无异型性，规则排列于基底侧。随访或内镜下切除。

增生性息肉（幽门腺增生）

病例

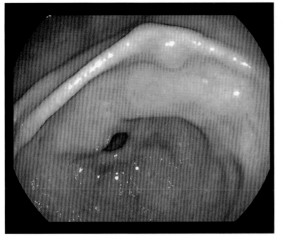

图 1　普通白光

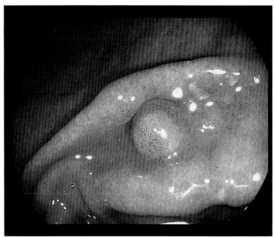

图 2　OE MODE 1

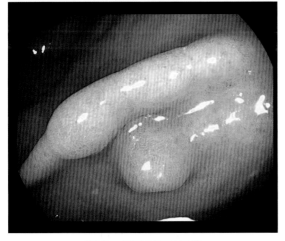

图 3　OE MODE 2

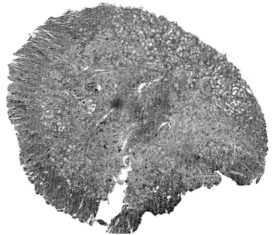

图 4　病理

内镜发现

　　胃窦小弯侧可见 0.6cm×0.6cm 黏膜隆起病灶，表面结构正常，边界不清，具有 SMT 样形态。整体切除后组织病理显示黏膜固有层的幽门腺腺管增生，但细胞核无异型性，黏膜深处可见淋巴滤泡形成。随访或内镜下切除。

胃底腺息肉（胃底腺增生）

病例

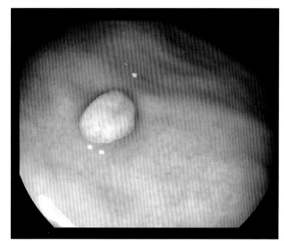

图 1 普通白光

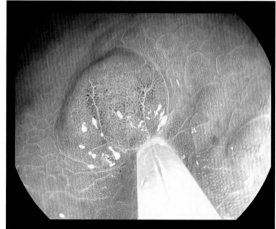

图 2 OE MODE 1

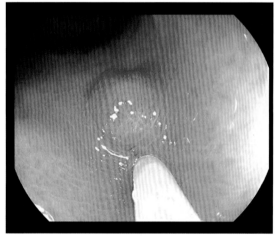

图 3 OE MODE 2

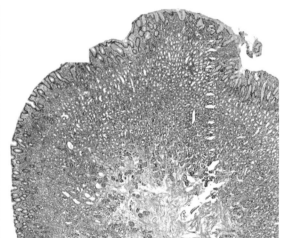

图 4 病理

内镜发现

胃体可见一亚蒂的黏膜隆起病灶，大小约 0.8cm × 0.8cm，表面光滑，表面结构及色泽与周围黏膜一致。胃底腺息肉可呈山田 I ~ IV 型的息肉形态。OE MODE 1 模式下观察表面腺管结构规则、边界清晰，周围黏膜呈规则排列的小坑样结构，并可见 RAC。整体切除后组织病理显示胃底腺组织增生。随访。

胃底腺息肉 + 囊性扩张

病例

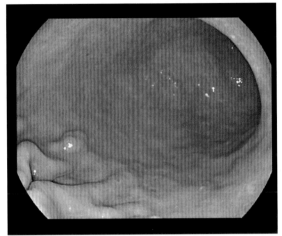

图 1　普通白光

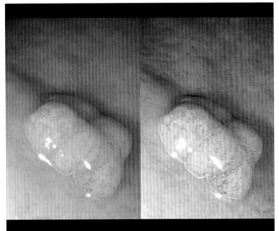

图 2　OE MODE 1

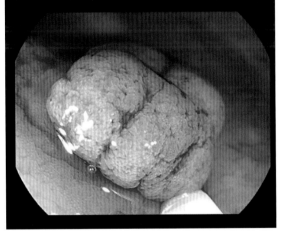

图 3　OE MODE 2+ 染色

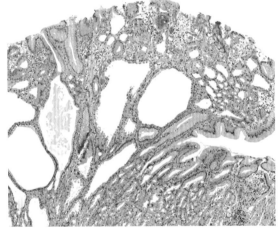

图 4　病理

内镜发现

　　胃体大弯侧可见同色调黏膜隆起病灶，大小约 1.5cm×1.5cm，表面光滑，表面黏膜腺管结构排列规则。美蓝＋ OE MODE 2 模式下观察病灶边界清晰，表面结构有细毛刺感。整体切除后组织病理显示为胃底泌酸腺增生至上皮下，深部腺管呈囊状扩张。有报道称，胃底腺息肉、胃底腺息肉＋囊性扩张、幽门腺腺瘤三者之间存在基因异常的递进关系。

淋巴细胞浸润炎

病例

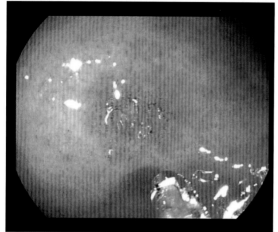

图1 普通白光

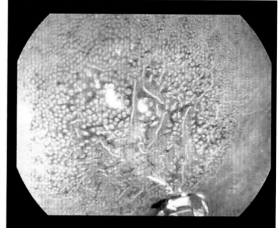

图2 OE MODE 1

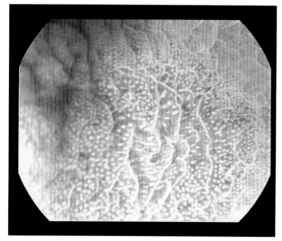

图3 OE MODE 2

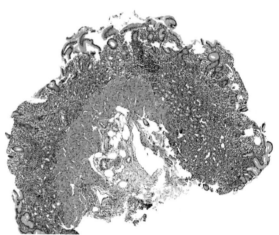

图4 OE MODE 2 染色

内镜发现

胃体上部可见一片状平坦发红黏膜，大小约1.0cm×1.0cm，OE MODE 1模式下观察，病变内可见扩大的腺窝开口及增粗扭曲的微血管形态，边界不清。OE MODE 1模式下水中观察可见表面腺管结构存在，腺窝开口增大。活检病理提示淋巴细胞增生。此种病变需与泌酸型腺瘤相鉴别。

萎缩分型（C/O）-C1-C2-C3

病例

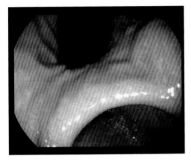 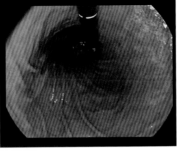 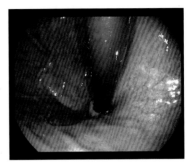

图1　C1　　　　　　　图2　C2　　　　　　　图3　C3

内镜发现

内镜下的萎缩主要根据血管的透见性加以判断。1969年，木村·竹本提出萎缩性胃炎的分类，根据萎缩自幽门扩展的范围，分为 C1、C2、C3、O1、O2、O3，"C"代表 close，"O"代表"open"，幽门与贲门之间萎缩不相连称为闭合型（close type）；萎缩从幽门延伸至贲门，称为开放型（open type）。

萎缩分型（C/O）-O1-O2-O3

病例

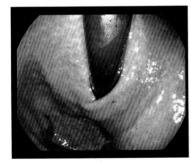 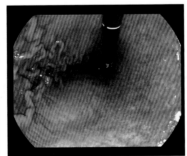 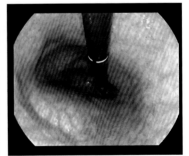

图1　O1　　　　　　　图2　O2　　　　　　　图3　O3

内镜发现

C1 显示萎缩自幽门小弯侧延伸至胃角附近，C2 显示萎缩自幽门小弯侧延伸至胃体小弯中上部，C3 显示萎缩自幽门小弯侧延伸至贲门部，O1 显示萎缩越过贲门开始沿胃底前后壁向大弯侧进展，O2 仅剩胃体上部大弯侧黏膜无萎缩，O3 全胃萎缩。

胃型胃腺瘤

病例

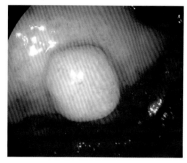

图1 普通白光

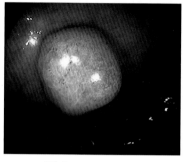

图2 i-scan 2

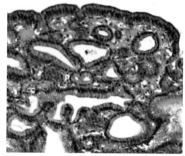

图3 病理

内镜发现

胃底近贲门处可见一球形亚蒂的黏膜隆起病灶，同色调，呈山田Ⅲ型，大小约1.5cm×1.5cm，表面黏膜正常，腺管结构规则，边界清晰。整体切除后组织病理显示肿瘤腺管排列密集、轮廓较规则，细胞核呈轻度异型、大小较一致，排列在腺管基底膜侧，胞浆嗜酸性呈毛玻璃样改变。内镜下切除。

第四章　十二指肠

十二指肠球部溃疡并假性憩室形成

病例

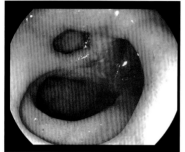
图 1　普通白光

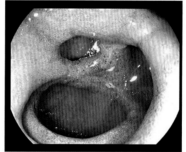
图 2　OE MODE 1

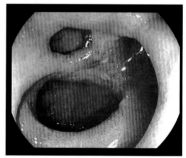
图 3　OE MODE 2

内镜发现

　　十二指肠为上消化道最常见发生溃疡的部位，除了经典的形态之外，还可表现为霜斑样（椒盐样）、线样（单发）、对吻（多发）。反复的溃疡周期（A1、A2、H1、H2、S1、S2）修复过程中因瘢痕收缩可出现假性憩室、狭窄或梗阻。十二指肠球部溃疡常与 Hp 感染相关。

十二指肠球部胃黏膜异位

病例

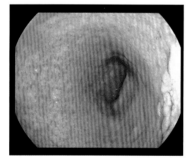
图 1　普通白光

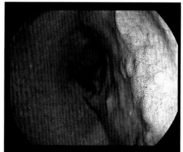
图 2　OE MODE 1

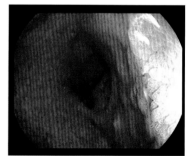
图 3　OE MODE 2

内镜发现

　　常发生于十二指肠靠近幽门侧，内镜形态呈单个铺路石样或连接成片的地毯样黏膜改变。放大内镜可观察到此处黏膜与胃黏膜具有相似的表面结构。内镜下常无法区分胃黏膜异位与胃黏膜化生，两者的鉴别有赖于病理。无须特殊内镜治疗。

十二指肠球部胃黏膜化生

病例

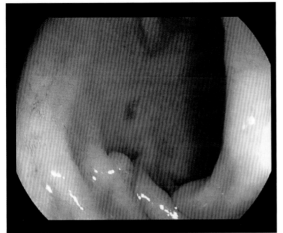

图1 普通白光

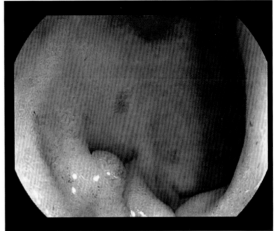

图2 OE MODE 1（1）

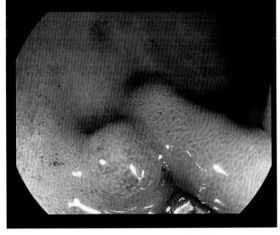

图3 OE MODE 1（2）

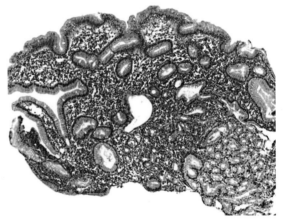

图4 放大

内镜发现

　　十二指肠球部和降段前壁偏大弯侧可见一单发0.3cm山田Ⅰ型黏膜隆起。表面呈现出与胃黏膜类似的表面结构。需要考虑胃黏膜异位或胃黏膜化生。病理证实此处病变表面为正常规则的胃小凹上皮，其下未见胃底腺结构，故最终诊断为胃黏膜化生。

十二指肠球部布氏腺瘤 / 布氏腺囊肿

病例

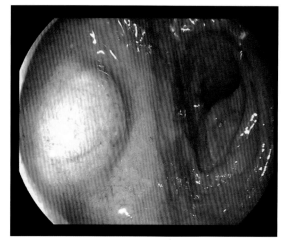

图 1 普通白光

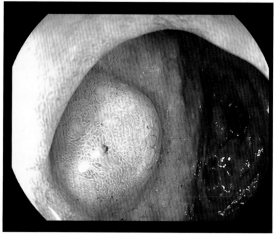

图 2 OE MODE 1

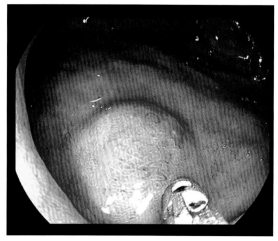

图 3 OE MODE 2

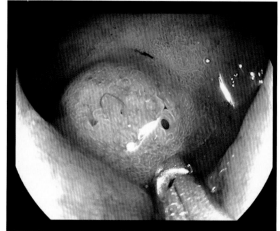

图 4 放大

内镜发现

　　十二指肠球部前壁近幽门处可见一 1.0cm SMT 样隆起型病变。表面覆盖正常十二指肠黏膜，色泽正常。活检钳抵近口侧段可观察到侧面存在一针孔样黏液开口，此征常见于布氏腺瘤或布氏腺囊肿。此外，此部位的 SMT 还需考虑神经内分泌肿瘤（NET）、胃肠道间质瘤（GIST）以及外压等情况。

十二指肠降段布氏腺瘤／布氏腺囊肿

病例

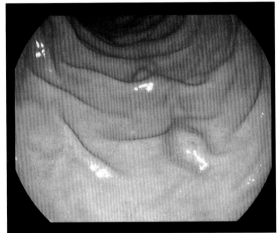

图 1　普通白光

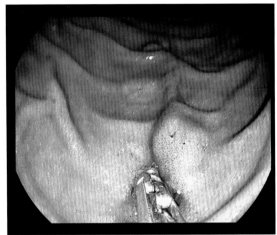

图 2　OE MODE 1（1）

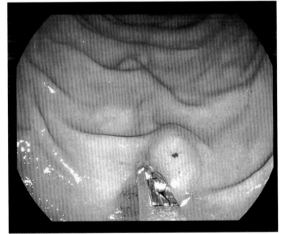

图 3　OE MODE 2

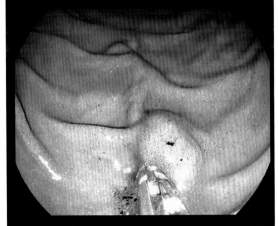

图 4　OE MODE 1（2）

内镜发现

十二指肠降段后壁可见一 1.0cm SMT 样隆起型病变。顶端可见针孔样黏液开口，诊断为布氏腺瘤或布氏腺囊肿。值得注意的是，十二指肠布氏腺瘤并非真正意义上的腺瘤，实为布氏腺良性增生。此部位的 SMT 形态病变必须与乳头、副乳头等正常结构相鉴别。

十二指肠降段锯齿状腺瘤

病例

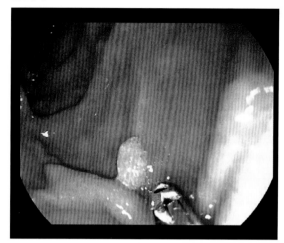

图1 普通白光

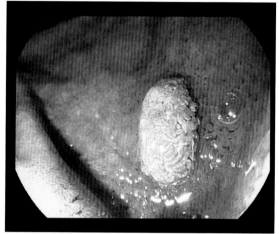

图2 OE MODE 1

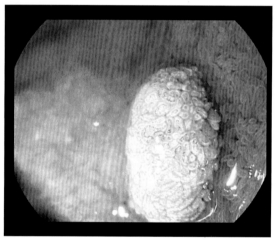

图3 OE MODE 1放大

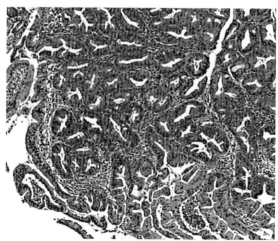

图4 病理

内镜发现

　　十二指肠降段外侧壁皱襞内隐藏一0.5cm椭圆形白色黏膜隆起。以活检钳拨开皱襞方可见其全貌，病变表面绒毛状结构白色化显著。病理可见病变腺管密集，呈锯齿状结构，胞浆嗜酸性，细胞核呈低异型性改变，诊断为十二指肠降段锯齿状腺瘤。

十二指肠降段乳头

病例

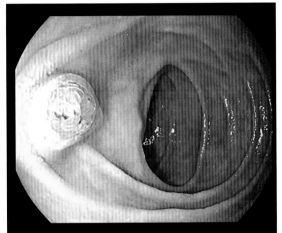

图1 普通白光

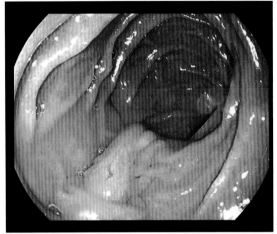

图2 OE MODE 1

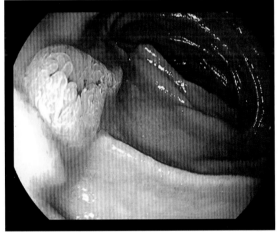

图3 OE MODE 2（1）

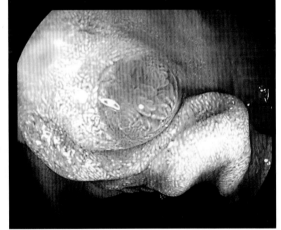

图4 OE MODE 2（2）

内镜发现

　　十二指肠乳头位于降段的内侧壁，十二指肠乳头的大小及形态因人而异，差别很大。一般可将乳头的形态分为4型：乳头型、半球型、扁平型和不定型。主乳头开口可分为6型：绒毛型、颗粒型、纵裂型、裂口型、单孔型和其他型。

十二指肠降段淋巴管扩张

病例

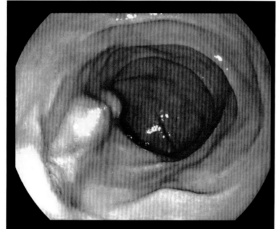

图1 普通白光

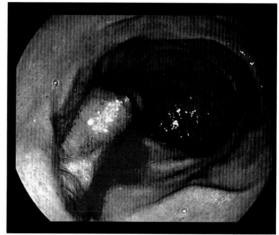

图2 OE MODE 1

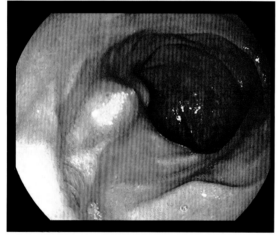

图3 OE MODE 2

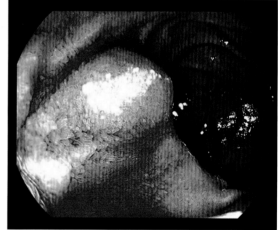

图4 OE MODE 1 放大

内镜发现

　　好发于十二指肠降段。可单发可多发，内镜下可见区域性黏膜颗粒样发白，或弥漫性点状发白，放大内镜下可于白色区域表层看见血管像。病例实质为黏膜固有层淋巴管扩张所致。如活检病变处，可见乳白色淋巴液流出。此症无须特殊治疗。

十二指肠降段腺瘤

病例

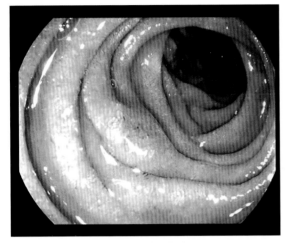

图 1 普通白光

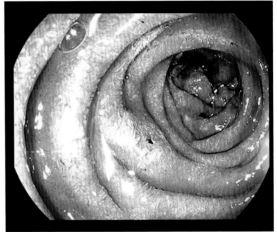

图 2 OE MODE 1

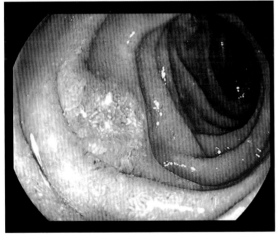

图 3 OE MODE 2

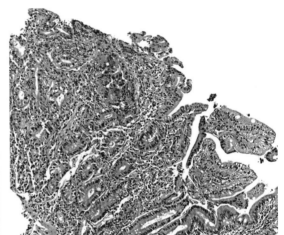

图 4 病理

内镜发现

十二指肠降段内侧壁可见 0.6cm 区域性黏膜发红，边界相对较清，表面微结构大小不等，有少许白色点状炎性渗出。孤立性的病灶需怀疑为肿瘤性病变，活检可见腺管密集拥挤，细胞核增大深染，存在异型性，诊断为十二指肠降段腺瘤。

十二指肠降段腺瘤伴局部高级别上皮内瘤变

病例

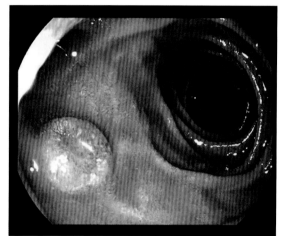

图 1　普通白光

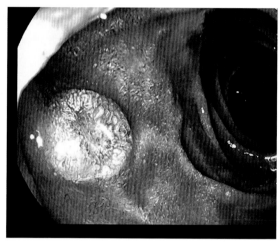

图 2　OE MODE 1

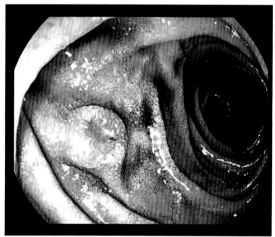

图 3　OE MODE 2

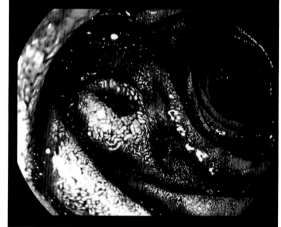

图 4　OE MODE 2+ 美蓝染色

内镜发现

十二指肠降段内侧壁乳头下方可见大小约 0.6cm 的 IIa + IIc 型病变，边界清晰。IIa 型隆起区域表面微结构大小不等，白色化明显；染色后 IIc 型区域边缘呈毛刺样，表面结构细小化，考虑此处可能存在部分癌变区域。诊断为十二指肠降段腺瘤伴局部高级别上皮内瘤变。

十二指肠降段滤泡型淋巴瘤

病例

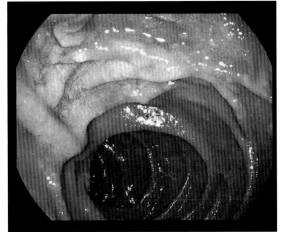

图 1 普通白光

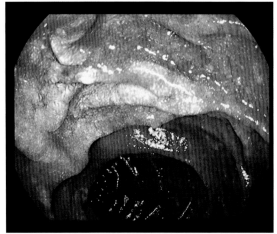

图 2 OE MODE 1

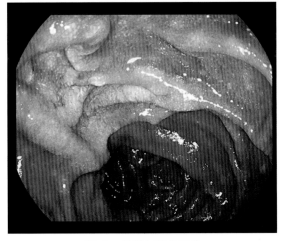

图 3 OE MODE 2

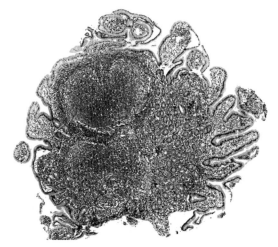

图 4 病理

内镜发现

十二指肠降段内侧壁乳头下方可见大片状黏膜发白，边界不甚清晰，经活检证实为滤泡型淋巴瘤（FL）。FL是非霍奇金淋巴瘤中较为常见的一种，低度恶性。好发于十二指肠及空回肠，病程进展缓慢。诊断需结合CD10、Bcl-2、CD5、Cyclin D1等免疫组化。

第五章　结肠

结肠脂肪瘤

病例

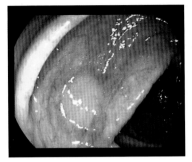

图1 普通白光

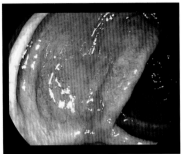

图2 OE MODE 1

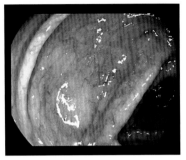

图3 OE MODE 2

内镜发现

　　升结肠可见黄色扁平黏膜下缓坡样隆起，表面光滑，色泽黄。OE MODE 1 模式下色差不明显，OE MODE 2 模式下色差可出现增强。结肠脂肪瘤以右半结肠多见，一般为单发，也可少见为多发。形态为田Ⅰ～Ⅳ型均可见。一般无特殊临床症状，无须特殊处理。

结肠静脉瘤

病例

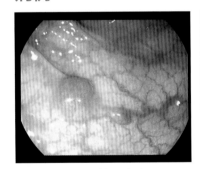

图1 普通白光

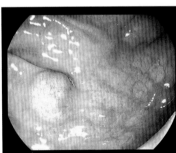

图2 OE MODE 1

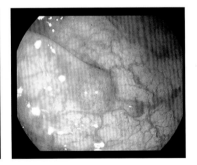

图3 OE MODE 2

内镜发现

　　升结肠可见蓝色黏膜下隆起，大小约 0.6cm，质软，可单发可多发。普通白光下呈蓝色，OE MODE 1 模式下呈绿色，OE MODE 2 模式下呈紫色。如果发现胃肠道多发时，需考虑蓝色橡皮大疱样痣综合征（blue rubber bleb nevussyndrome，又称 Bean 综合征）的可能。

直肠脂肪瘤

病例

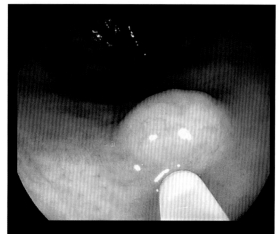

图 1　普通白光

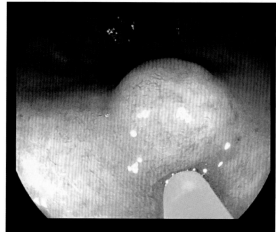

图 2　OE MODE 1

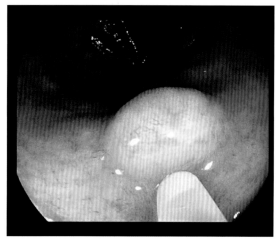

图 3　OE MODE 2

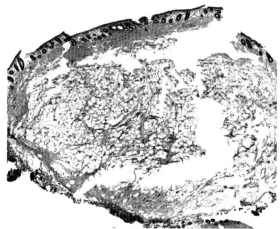

图 4　病理

内镜发现

　　直肠可见一 0.6cm 黄白色的黏膜下肿瘤（SMT）形态隆起，表面光滑，被覆正常上皮，活检钳触之，质软。OE MODE 2 模式下观察黄色更加明显。完整切除后病理提示黏膜下成团透亮的脂肪细胞呈膨胀性生长。病理诊断为直肠脂肪瘤。

结肠囊肿

病例

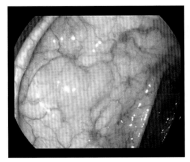
图1　普通白光

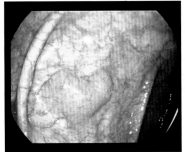
图2　OE MODE 1

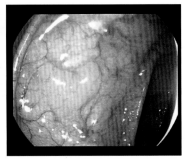
图3　OE MODE 2

内镜发现

升结肠可见黏膜下隆起，大小约1.0cm，囊性感及透亮感明显，可单发可多发。普通白光下呈正常色调，OE MODE 1模式下呈黄绿色，OE MODE 2模式下呈黄色。如果发现胃肠道多发且囊肿大小不一时，需考虑结肠囊肿的可能。

家族性腺瘤性息肉病癌变

病例

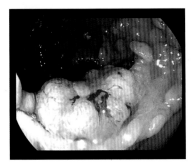
图1　普通白光

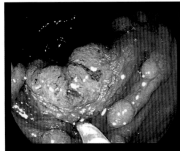
图2　OE MODE 2+美蓝（1）

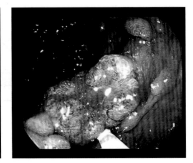
图3　OE MODE 2+美蓝（2）

内镜发现

家族性腺瘤性息肉病（FAP）患者的乙状结肠处可见一2.0cm台状隆起，中央凹陷伴白苔。普通白光下有紧满感，染色后观察中央区域结构不清，Vi高度不整，边缘部存在逆喷射现象，周边基底部鸡皮样外观，考虑深浸润结肠癌。行外科治疗。

结肠憩室及憩室内翻

病例

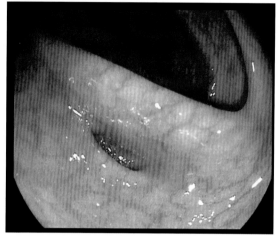

图1 普通白光（1）

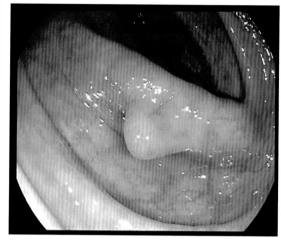

图2 普通白光（2）

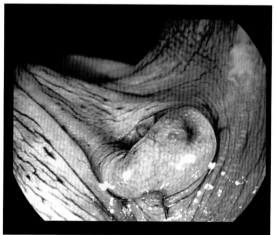

图3 OE MODE 2+ 美蓝

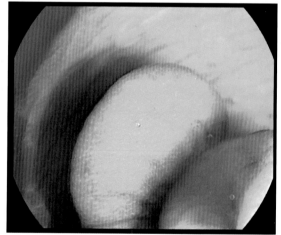

图4 i-scan+ 美蓝放大

内镜发现

结肠憩室常见于以升结肠为主的右半结肠，普通形态为凹陷性憩室，可见粪块嵌顿于憩室，严重者可引发憩室炎出血等。偶可见憩室内翻形态，内镜下形如息肉，需仔细鉴别。鉴别要点包括：表面PP分型Ⅰ型，无边界，质软中空感，染色后于周围可见呈同心圆状排列的"年轮征"或"靶征"等。

增生性息肉（1）

病例

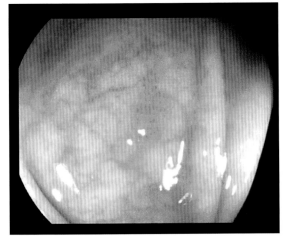

图 1　普通白光

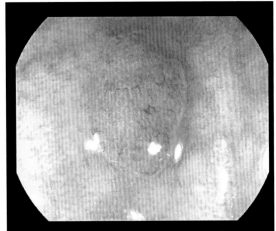

图 2　OE MODE 1

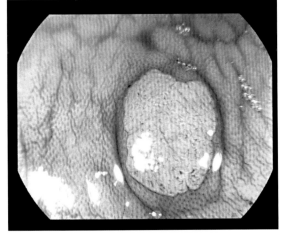

图 3　普通白光 + 美蓝

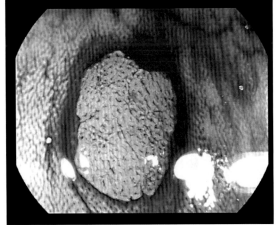

图 4　OE MODE 2+ 美蓝

内镜发现

　　扁平型 HP 常表现为色泽正常的微隆起形态。OE MODE 模式下相对辨识度会高一些，表面血管及腺管规则，但欠清晰。色素染色后边界及腺管形态可进一步显示清晰。图 3 为普通白光 + 美蓝效果，图 4 为 OE MODE 2+ 美蓝效果，可显示出PP 分型 II 型及清晰的 DL。

增生性息肉（2）

病例

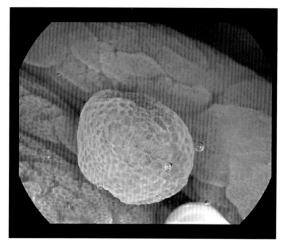

图 1　普通白光 + 醋酸水下

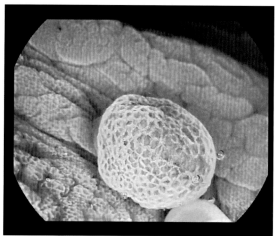

图 2　OE MODE 1+ 醋酸水下

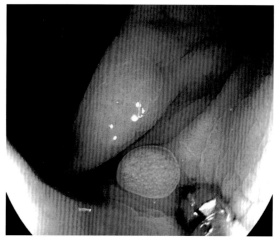

图 3　OE MODE 2（1）

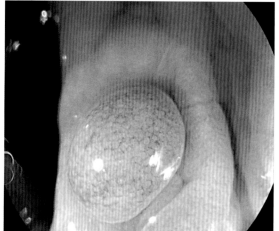

图 4　OE MODE 2（2）

内镜发现

　　隆起型 HP 常呈现山田 II 型、III 型形态，形如胃内的胃底腺息肉的形态。OE MODE 模式下观察表面血管呈不清晰的网格状，表面腺管可于色素染色或醋酸喷洒下清晰显示。图 1 为醋酸浸泡下的普通白光图像，图 2 为醋酸浸泡下的 OE MODE 1 模式图像，腺管呈 PP 分型 II 型。

增生性息肉（3）

病例

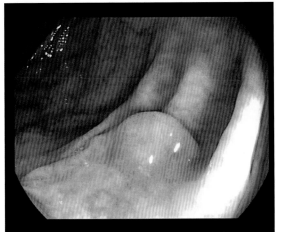

图 1 普通白光

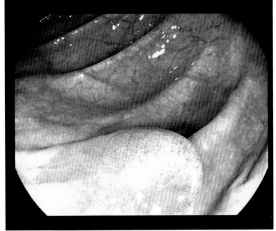

图 2 OE MODE 1

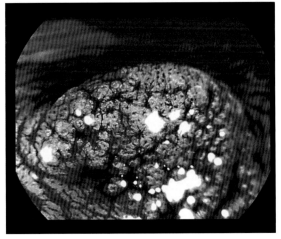

图 3 OE MODE 2+ 美蓝

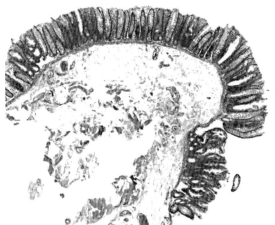

图 4 病理

内镜发现

横结肠可见一扁平隆起型病变，表面光滑，色泽正常，染色后边界及表面腺管清晰显现。病变基本为 PP 分型Ⅱ型的腺管开口。病变切除后病理组织学可见腺管密集竖直排列，单个腺管呈"V"形，基底窄而开口宽，诊断为 HP。

炎性肉芽肿性息肉

病例

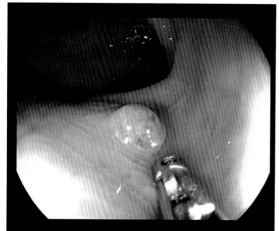

图 1　普通白光

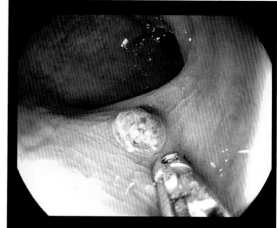

图 2　OE MODE 1（1）

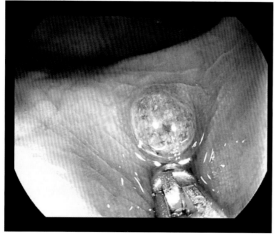

图 3　OE MODE 1（2）

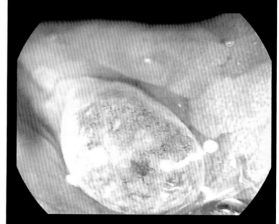

图 4　OE MODE 1 放大

内镜发现

　　直肠与乙状结肠交界处可见一 0.5cm 半球形隆起，边界清晰，表面结构缺失，局部有充血点及炎性渗出。OE MODE 1 模式下放大观察可见表面腺管缺失，血管细密扭曲，但管径变化顺滑有过渡感，缺乏管径的陡然变化及断裂等表现。活检钳除病理提示高度炎症细胞浸润的肉芽组织。

管状腺瘤（1）

病例

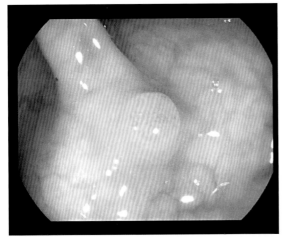

图1 普通白光

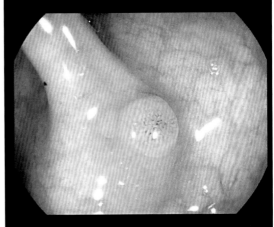

图2 OE MODE 1

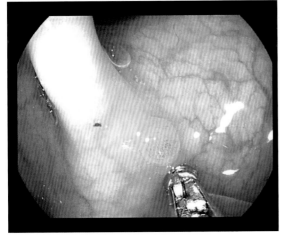

图3 OE MODE 2

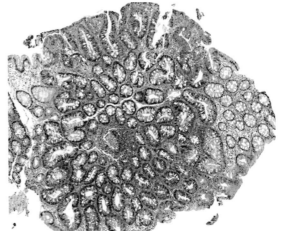

图4 病理

内镜发现

　　乙状结肠可见一0.2cm隆起型病变，边界清晰。OE MODE1 模式下可见中央区域存在清晰的褐色网格状血管。小的管状腺瘤（TA）与HP形态极其类似，区别在于腺瘤的血管可在OE MODE模式下呈现清晰的网格状，腺管可在色素染色下呈现短棒状的PP分型ⅢL型。

管状腺瘤（2）

病例

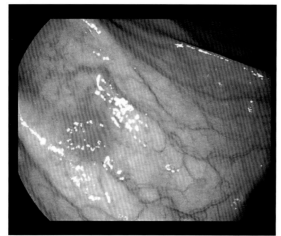

图 1 普通白光

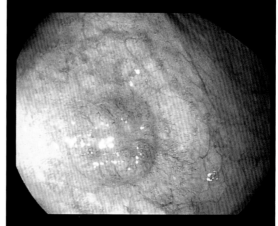

图 2 OE MODE 1

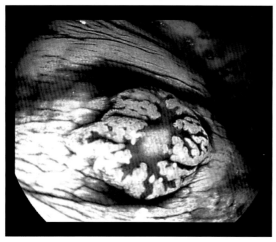

图 3 普通白光＋美蓝

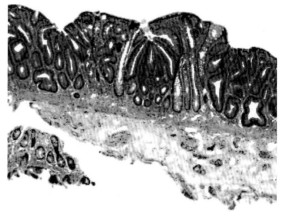

图 4 病理

内镜发现

　　普通白光下于横结肠可见一小片血管网透见消失的区域，但普通白光下边界及表面 VS（表面微结构和表面微血管）等信息难以获得。OE MODE 1 模式下抵近观察可见边界清晰，病变拟诊为Ⅱa＋Ⅱc型病变，美蓝染色后病变与正常黏膜的边界以及Ⅱc区域与Ⅱa区域的界限清晰可见，此为Ⅱa+dep 型病变。

管状腺瘤（3）

病例

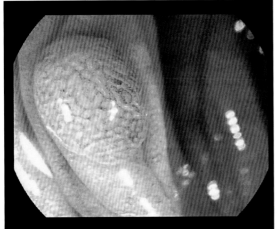
图 1　OE MODE 1（1）

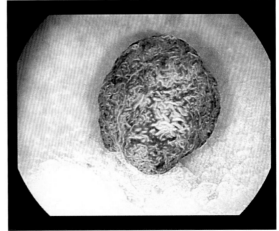
图 2　OE MODE 1 水下（1）

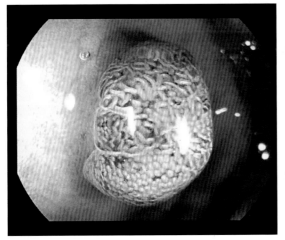
图 3　OE MODE 1（2）

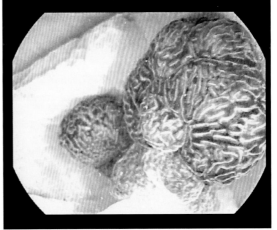
图 4　OE MODE 1 水下（2）

内镜发现

随着 TA 的不断增长，一部分病变会出现隆起程度的增高，Ⅱa 型向 Ⅰs 型、Ⅰsp 型、Ⅰp 型的转变，血管由网格状向充血状态的转变，腺管由ⅢL型向Ⅳb型、Ⅳv 型的转变。单纯的 TA 可逐渐向管状绒毛状腺瘤（TVA）、绒毛状腺瘤（VA）、异型增生、癌变等一系列演变过程。

管状腺瘤（4）

病例

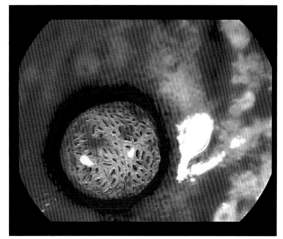

图 1　OE MODE 2+ 美蓝（1）

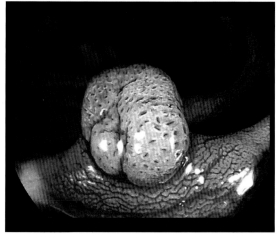

图 2　OE MODE 2+ 美蓝（2）

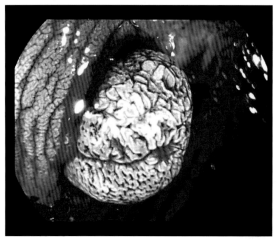

图 3　OE MODE 2+ 美蓝（3）

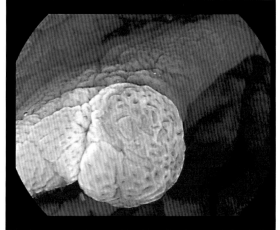

图 4　OE MODE 2+ 美蓝 + 醋酸水下

内镜发现

　　TA 的腺管由ⅢL 型向Ⅳb 型、Ⅳv 型的转变过程在色素染色下可以被清晰地展现出来。美蓝染色后 OE MODE 2 模式下观察 TA 的腺管多呈短棒状的 PP 分型ⅢL 型。图 3 上半部分腺管为Ⅳb 型，下半部分保持着ⅢL 型，提示 TA 已向 VA 转化。

管状腺瘤（5）

病例

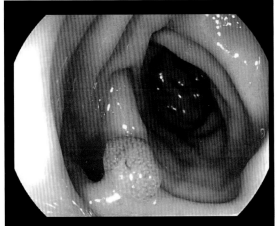

图1 普通白光

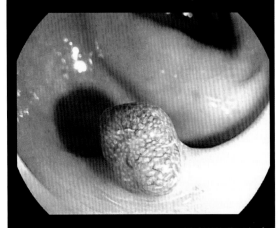

图2 OE MODE 1

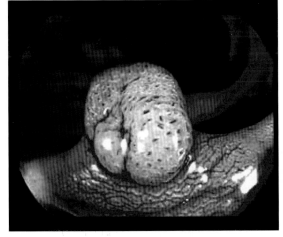

图3 OE MODE 2+ 美蓝

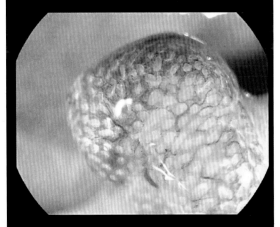

图4 OE MODE 1 放大

内镜发现

乙状结肠可见一山田Ⅲ型息肉形态的直径 0.8cm 隆起型病变。普通白光下充血发红，OE MODE 1 模式下可见血管呈充血状态，另可见一根较粗大的扩张的黏膜下血管。腺管在息肉充血状态的衬托下初步判断为短棒状的ⅢL型腺管开口，经美蓝染色后确定为ⅢL型腺管开口。

管状绒毛状腺瘤（1）

病例

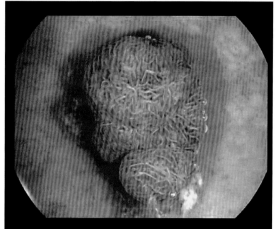

图 1　普通白光

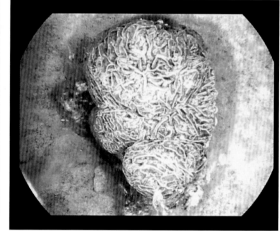

图 2　OE MODE 1

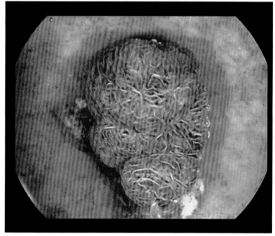

图 3　OE MODE 2

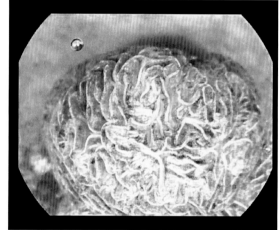

图 4　OE MODE 1 放大

内镜发现

　　TA 为小于 25% 绒毛成分，TVA 在 25%~75% 绒毛成分之间，VA 为大于 75% 绒毛成分。其中绒毛被定义为高度至少为宽度 2 倍的结构。经典的 TVA 的腺管多呈条状的管状腺管与长条分支状或脑回状腺管的混合存在。

管状绒毛状腺瘤（2）

病例

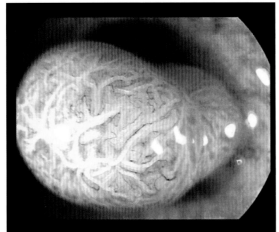

图1　OE MODE 1

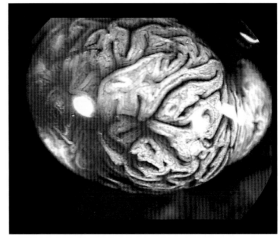

图2　OE MODE 2+ 美蓝

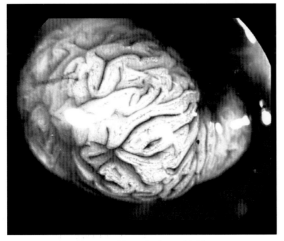

图3　普通白光 + 美蓝

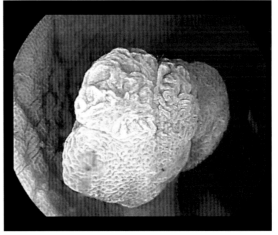

图4　OE MODE 2+ 美蓝 + 醋酸水下

内镜发现

　　乙状结肠可见一 1.2cm 亚蒂的隆起型病变，表面腺管染色后可清晰地显示出长条分支状或脑回状腺管开口。OE MODE 1 模式下观察围绕在腺管周围的血管清晰可见。图 4 为另一病例，上半部分可见脑回状腺管形态，下半部分为短条状管状形态，判断为 TVA。

无柄锯齿状腺瘤 [SSL（SSA/P）]（1）

病例

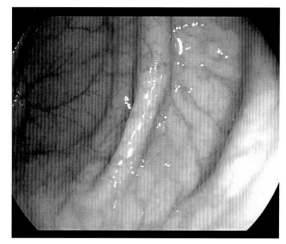

图 1　普通白光

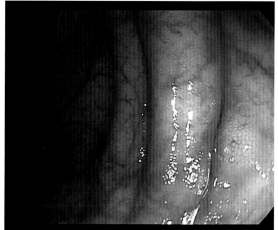

图 2　i-scan 3

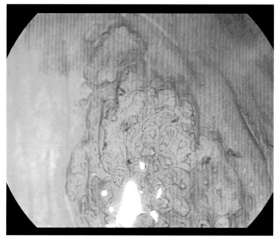

图 3　i-scan 3+ 美蓝放大

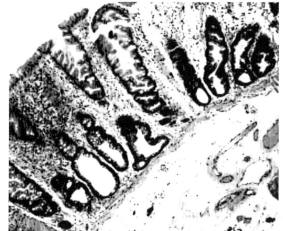

图 4　病理

内镜发现

　　升结肠可见一 0.2cm 微隆起型病变，i-scan3 模式下观察病变表面腺管稍扩张，美蓝染色后放大观察可见腺管呈经典的 Ⅱ–O 型开口，活检钳除后送检病理可见腺管表层部分管腔呈锯齿状改变，贴近黏膜肌的腺管底部呈"L"形或倒"T"形改变。

无柄锯齿状腺瘤 [SSL（SSA/P）]（2）

病例

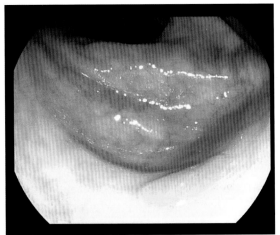

图 1　普通白光

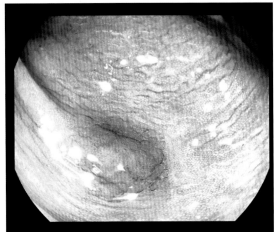

图 2　普通白光 + 美蓝

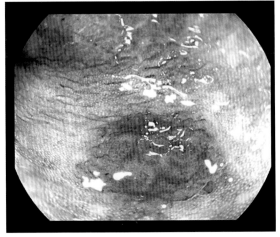

图 3　OE MODE 2+ 美蓝

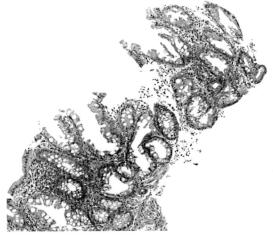

图 4　病理

内镜发现

　　升结肠可见一小片粪便附着处，冲洗后反而很难发现病变，美蓝染色后病变显现出其边界，呈现出云雾状外观。病理提示为 SSA/P。反观此种病变的发现过程，粪便附着为发现其病变的重要线索之一。此类病变因具有独特的癌变途径，故建议行内镜切除。

无柄锯齿状腺瘤 [SSL（SSA/P）]（3）

病例

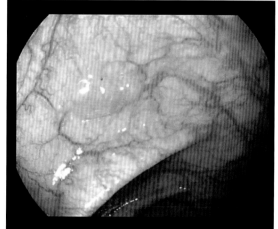

图 1　普通白光

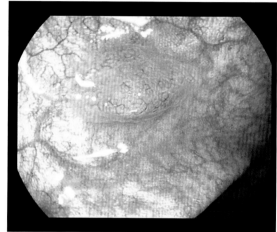

图 2　OE MODE 1

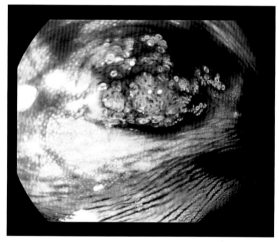

图 3　普通白光 + 美蓝

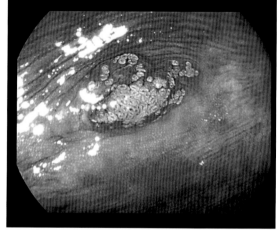

图 4　OE MODE 2+ 美蓝 + 醋酸

内镜发现

　　升结肠可见一小片血管网透见消失区域，粪便及黏液附着。冲洗后可见其病变，OE MODE 1 模式下观察腺管观察不清，树枝状血管 [微血管曲张（VMV）] 可见。美蓝染色后病变边界清晰勾勒，表面腺管开口多呈 II 型，联合喷洒醋酸再次观察，似可见个别腺管开口呈 II-O 型。

无柄锯齿状腺瘤 [SSL（SSA/P）]（4）

病例

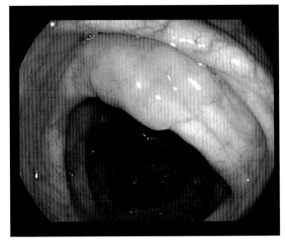

图 1　普通白光

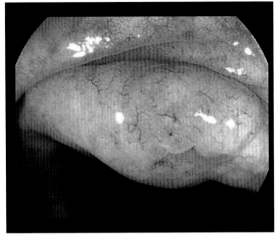

图 2　OE MODE 1

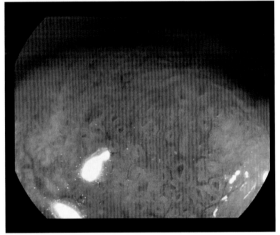

图 3　OE MODE 放大

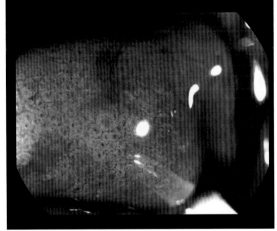

图 4　OE MODE 2+ 美蓝放大

内镜发现

升结肠可见一面积较大的侧向发育型肿瘤（LST）样病变，普通白光下边界较清晰。OE MODE 1 模式下抵近可见较多的 VMV，强放大下可见典型的Ⅱ-O 型腺管开口，染色观察时常常因此种病变分泌黏液较多，故而染色效果欠佳，建议应用去黏液剂去除病变表面黏液后，其染色效果可获改善。

倒置型无柄锯齿状腺瘤 [I-SSL（SSA/P）]

病例

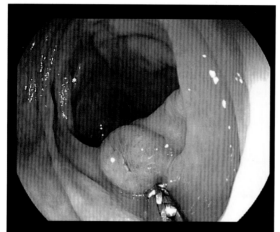

图 1　普通白光

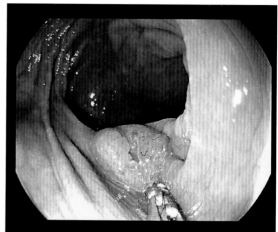

图 2　OE MODE 1（1）

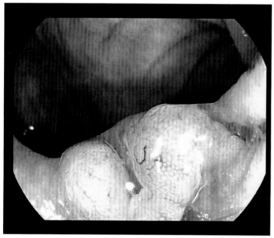

图 3　OE MODE 1（2）

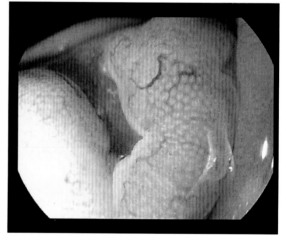

图 4　OE MODE 1 放大

内镜发现

　　升结肠近肝区可见一 1.0cm 圆盘状病变，中央凹陷，整体呈"甜甜圈"外观。中央凹陷区域可见大量透亮的黏稠黏液溢出，周边隆起部可见明确的树枝状扩张血管（VMV），未见典型的 II-O 型腺管开口。此病变切除后经病理证实为倒置型 SSA/P。

倒置型增生性息肉（I-HP）

病例

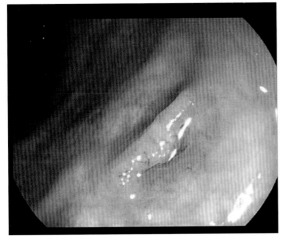

图 1 普通白光

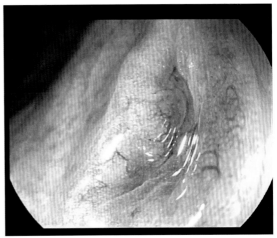

图 2 OE MODE 1 放大（1）

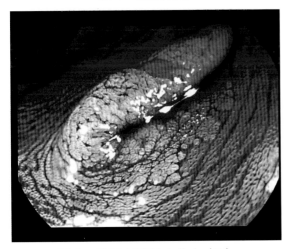

图 3 OE MODE 1 放大（2）

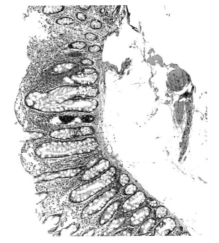

图 4 病理

内镜发现

横结肠可见一Ⅱa+Ⅱc型病变，表面光滑，色泽正常，边界不清；中央凹陷区域内光整。OE MODE 1 模式下观察可见 VMV，染色后边界清晰，表面均为Ⅱ型腺管开口。病变切除后病理证实中央凹陷区域为较多增生腺管向下推挤式生长，诊断为倒置型增生性息肉（I-HP）。

直肠神经内分泌肿瘤（NET）（1）

病例

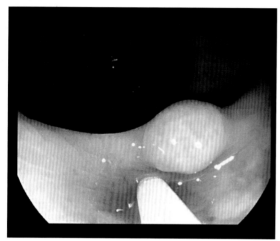

图 1　普通白光

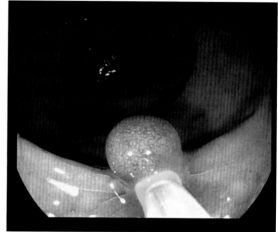

图 2　OE MODE 1

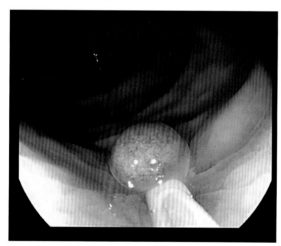

图 3　OE MODE 2

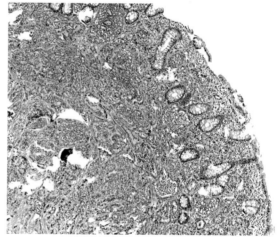

图 4　病理

内镜发现

直肠可见一 0.6cm 黄白色的黏膜下肿瘤（SMT）形态隆起，表面光滑，被覆正常上皮，活检钳触之，质韧。完整切除后病理诊断 NET G1。病理可见近乎"裸核"的肿瘤细胞呈小梁状、巢状、片状排列，基底切缘阴性。

直肠神经内分泌肿瘤（NET）（2）

病例

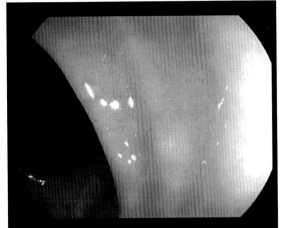

图1　普通白光

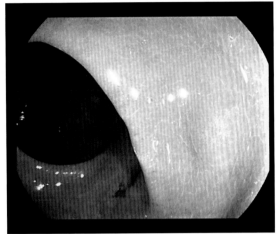

图2　OE MODE 1

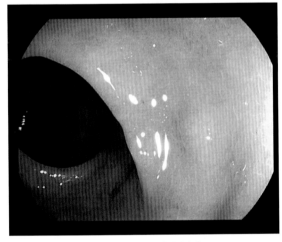

图3　OE MODE 2

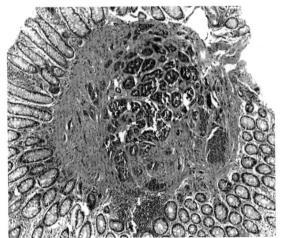

图4　病理

内镜发现

　　直肠可见一0.2cm黄白色的微小黏膜下肿瘤（SMT）形态隆起，表面光滑，色泽正常，轻度吸气状态可见，过度吸气及充气后病变不明显。因病变较小，活检钳深压后完整钳除。病理诊断 NET G1，基底切缘阴性。

直肠神经内分泌肿瘤（NET）（3）

病例

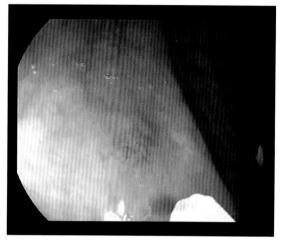

图 1　普通白光

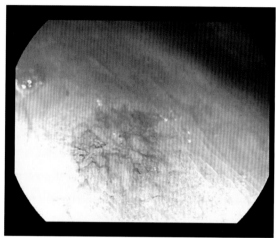

图 2　OE MODE 1

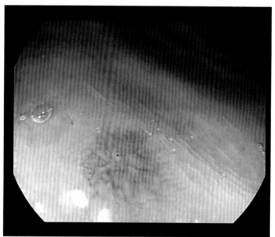

图 3　OE MODE 2

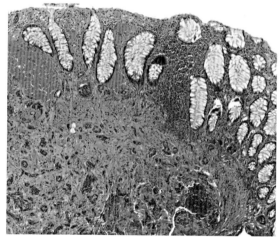

图 4　病理

内镜发现

　　直肠可见一 0.4cm 大小Ⅱb形态区域性黏膜发红，表面平滑，腺管不明显，病变处黏膜下血管呈树枝状扩张。OE MODE 1 模式下血管呈绿色，OE MODE 2 模式下血管呈橘红色。EMR 切除后病理证实为 NET G1，基底切缘阴性。图 4 病理图上皮下片状红色区为扩张的血管断面。

直肠淋巴增生症 / 直肠扁桃体

病例

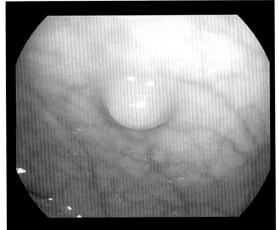

图 1　普通白光

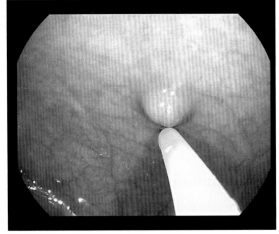

图 2　OE MODE 1（1）

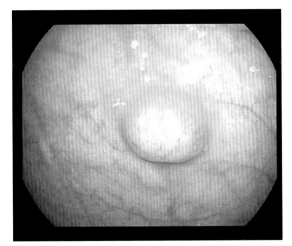

图 3　OE MODE 1（2）

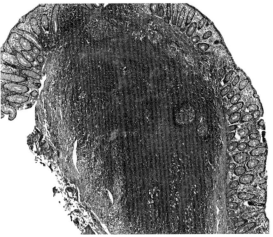

图 4　病理

内镜发现

　　直肠可见一 0.5cm 正常色调的黏膜下肿瘤（SMT）形态隆起，表面光滑，色泽正常，活检钳触之，质韧。OE MODE 2 模式下观察黄色更加明显。完整切除后病理提示病变以黏膜下为主体，淋巴细胞大量聚集并有淋巴小结形成。病理诊断为良性淋巴增生症。

直肠神经内分泌肿瘤（旧称：类癌）

病例

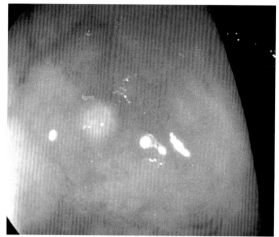

图 1　普通白光（1）

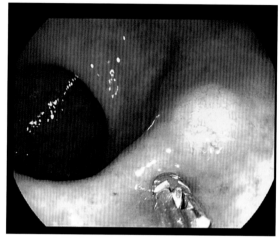

图 2　OE MODE 2

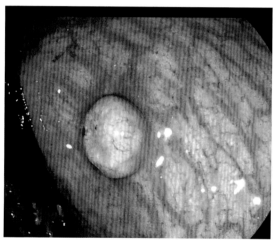

图 3　普通白光（2）

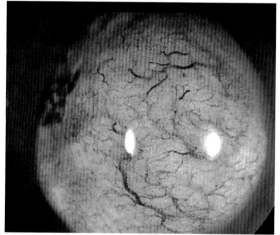

图 4　OE MODE 2 放大

内镜发现

　　直肠是下消化道最常发生神经内分泌肿瘤的部位。直肠 NET 起源于黏膜深层的内分泌细胞而具有黏膜下肿瘤形态的肿瘤。可以呈现山田Ⅰ～Ⅲ型等形态。一般都具有黄白色调、质韧，较大者可于肿瘤表面出现粗大的树枝状扩张的血管。《WHO 标准》（第五版）将神经内分泌肿瘤分为高分化 NET（G1\G2\G3）、低分化 NEC（大细胞型、小细胞型）、混合性非神经内分泌–神经内分泌肿瘤（MiNEN）。有研究表明，NET 小于 1cm 者可考虑内镜切除，大于 1cm 者远处转移概率将大大增加。

平滑肌瘤（1）

病例

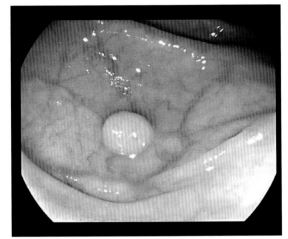

图1　普通白光

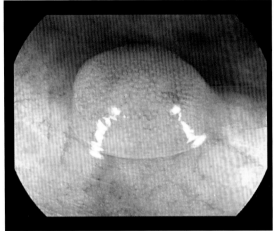

图2　OE MODE 1 放大

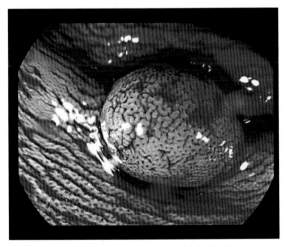

图3　OE MODE 2+ 美蓝放大

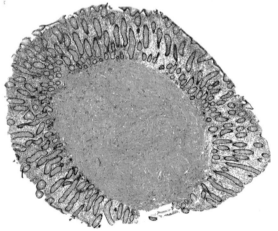

图4　病理

内镜发现

　　乙状结肠可见一0.5cm山田Ⅱ型隆起，表面光滑，色泽略白，边界清晰；染色后表面腺管呈圆点状Ⅰ型开口，圈套器冷切除后病理证实为平滑肌瘤。小的平滑肌瘤与HP有时单从内镜下难以鉴别，最终依靠病理明确诊断。

平滑肌瘤（2）

病例

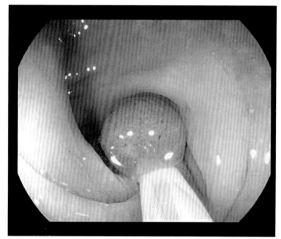

图 1　普通白光

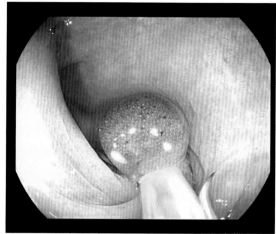

图 2　OE MODE 1

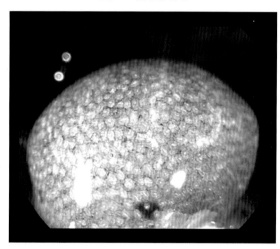

图 3　OE MODE 2+ 美蓝放大

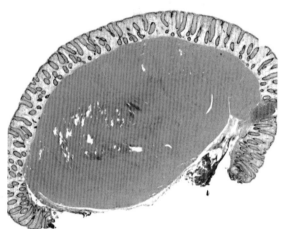

图 4　病理

内镜发现

　　乙状结肠可见一直径 0.8cm 山田Ⅱ型隆起，表面光滑，色泽正常。内镜拟诊为黏膜下肿瘤（SMT），圈套器收紧根部后放大观察表面呈Ⅰ型腺管开口，因挤压作用而略显增大。病理证实为乙状结肠平滑肌瘤，表面被覆的黏膜结构正常。

传统锯齿状腺瘤（TSA）（1）

病例

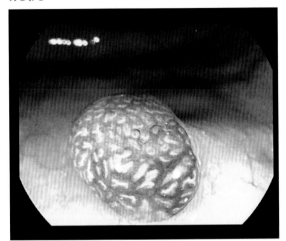

图 1　普通白光

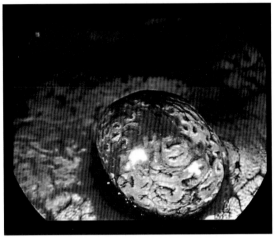

图 2　OE MODE 2+ 美蓝

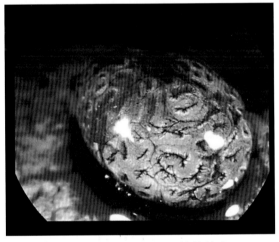

图 3　OE MODE 2+ 美蓝放大

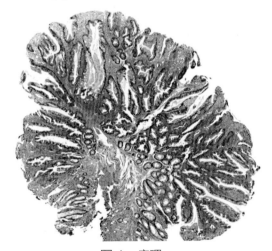

图 4　病理

内镜发现

　　乙状结肠可见一山田Ⅲ型息肉形态的 0.6cm 隆起型病变。OE MODE 1 模式下可见血管呈充血状态，腺管在充血状态的衬托下初步判断为ⅢL 型腺管开口，经美蓝染色后再次观察可见ⅢL 型腺管开口处毛刺样色素沉积，确定为ⅢL-H 型腺管开口。病理确诊为传统锯齿状腺瘤（TSA）。

传统锯齿状腺瘤（TSA）（2）

病例

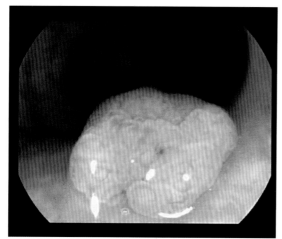

图 1　普通白光

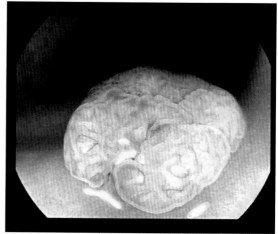

图 2　OE MODE 1

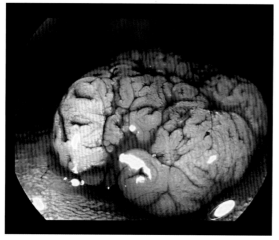

图 3　OE MODE 2+ 美蓝

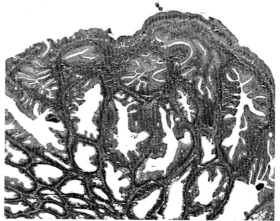

图 4　病理

内镜发现

　　乙状结肠可见一亚蒂 1.0cm 隆起型病变，色泽正常。OE MODE 1 模式下初步判断为ⅢL + Ⅳ型腺管开口，经美蓝染色后再次观察可见ⅢL 型及Ⅳ型腺管开口处毛刺样色素沉积，确定为ⅢL-H+Ⅳ-H 型腺管开口。病理最终证实为 TSA。

传统锯齿状腺瘤（TSA）（3）

病例

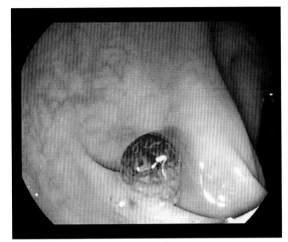

图1 普通白光

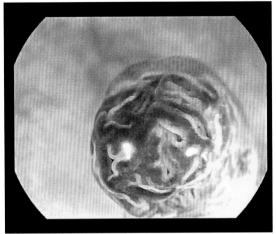

图2 OE MODE 1放大

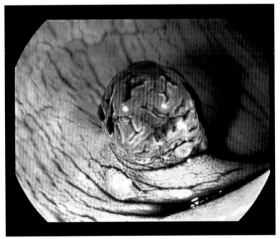

图3 普通白光＋美蓝

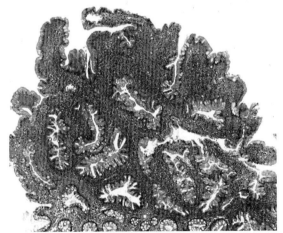

图4 病理

内镜发现

　　乙状结肠可见一0.5cm球形隆起型病变，色泽鲜红，腺管开口明显增大。OE MODE 1模式下观察部分腺管呈"玲珑球镂空"结构或"高架桥"样结构，无法对应PP分型里的任何一型，经美蓝染色后再次观察可见部分呈Ⅳ型，部分仍无法分类。病理证实为TSA。

传统锯齿状腺瘤（TSA）+增生性息肉（HP）（1）

病例

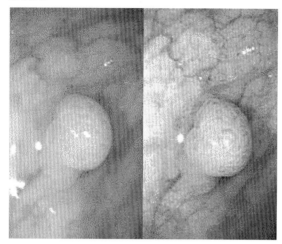

图 1 普通白光 /OE MODE 1

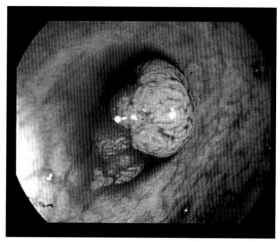

图 2 OE MODE 2+ 美蓝

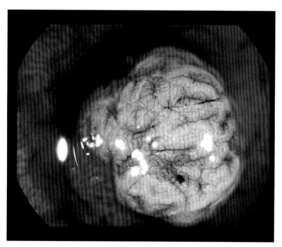

图 3 OE MODE 2+ 美蓝放大

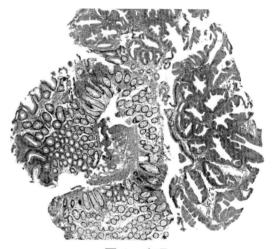

图 4 病理

内镜发现

　　乙状结肠可见一 0.5cm 的 Is 型病变，色泽正常，染色后明确病变由两部分组成：Is+ IIa，放大观察 Is 部呈 IIIL–H 型腺管开口，IIa 部呈拉长型 II 型腺管开口。病理证实 Is 部为 TSA 成分，IIa 部为 HP 成分，此病变可能提示 HP 向 TSA 的转变进程。

传统锯齿状腺瘤（TSA）＋增生性息肉（HP）（2）

病例

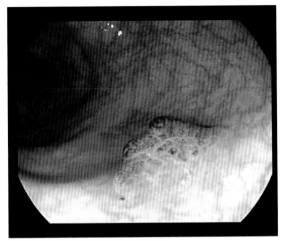

图1 普通白光

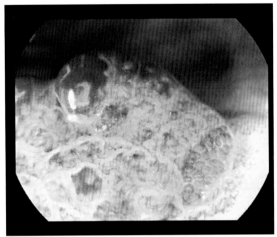

图2 OE MODE 1

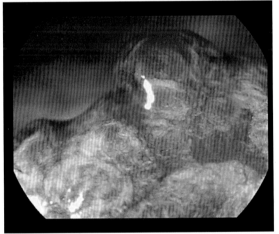

图3 OE MODE 2+美蓝放大

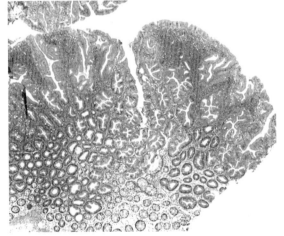

图4 病理

内镜发现

　　乙状结肠可见一1.0cm的Is型病变，基底宽，色红。OE MODE 1放大观察基底部呈星芒状Ⅱ型腺管开口，顶部呈ⅢL/Ⅳ型腺管开口；染色后再次观察修正为ⅢL-H+Ⅳ-H型腺管开口。病理可见基底部为HP，顶部为TSA。此病变提示HP向TSA的演变过程。

传统锯齿状腺瘤（TSA）+ 管状腺瘤（TA）

病例

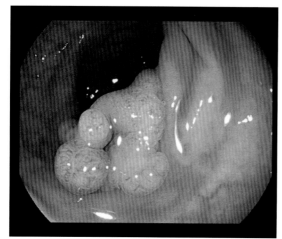

图 1　普通白光

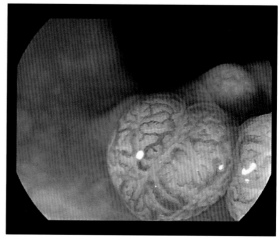

图 2　OE MODE 1

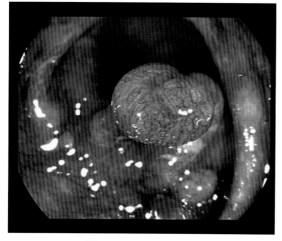

图 3　OE MODE 2

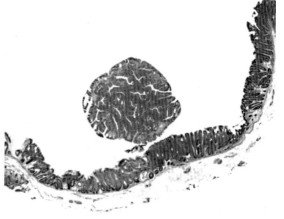

图 4　病理

内镜发现

　　乙状结肠可见一 1.2cm 的 LST-G 形态病变，基底宽，正色调，部分结节呈球形隆起。OE MODE 1 模式下放大观察大结节部血管网清晰，似为ⅢL-H 型腺管开口，经美蓝染色后证实结节部为ⅢL-H 型腺管开口，LST 部为ⅢL 型腺管开口，诊断为 TA+TSA。

幼年性息肉

病例

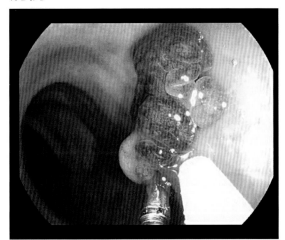

图 1　普通白光

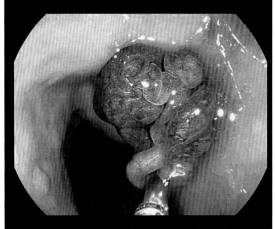

图 2　OE MODE 1

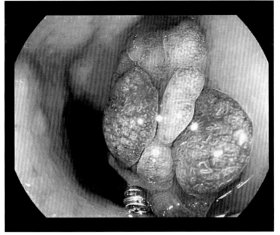

图 3　OE MODE 1 放大

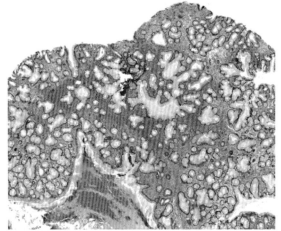

图 4　病理

内镜发现

乙状结肠可见一带蒂的多分叶状隆起型病变，蒂窄而头端宽阔，因充血显著而色泽鲜红，OE MODE 模式下呈墨绿色。放大观察可见表面腺管呈Ⅰ型、Ⅱ型腺管开口。病理提示为幼年性息肉。此病例部分病理学家认为是 HP。

腺瘤癌变（1）

病例

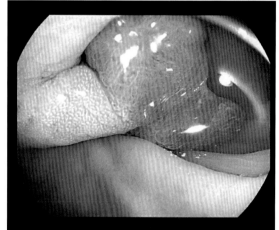

图1　普通白光

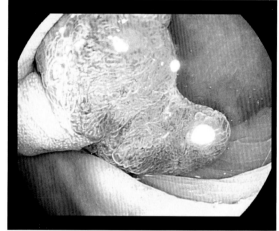

图2　OE MODE 1

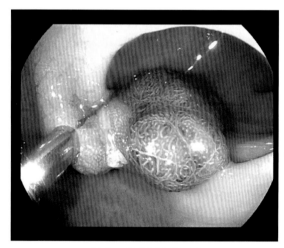

图3　OE MODE 2

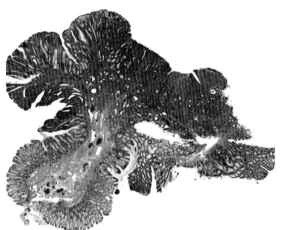

图4　病理

内镜发现

　　乙状结肠可见一带蒂头端呈"元宝"样外观的隆起型病变，头端约1.5cm。普通白光下具有紧满感，顶端发红。OE MODE 1模式下观察顶端腺管结构紊乱不清，沿蒂部的根部切除病变。术后病理显示腺瘤，顶端癌变，Haggitt分类头端浸润，蒂部基底切缘阴性，脉管阴性。

腺瘤癌变（2）

病例

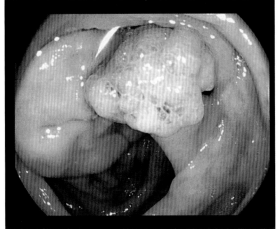

图 1 普通白光

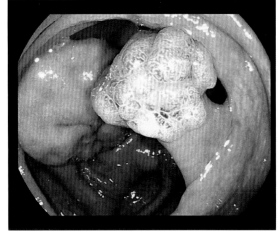

图 2 OE MODE 1

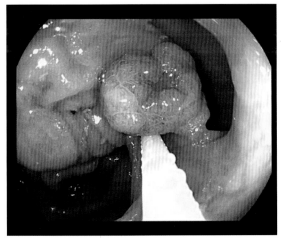

图 3 OE MODE 2

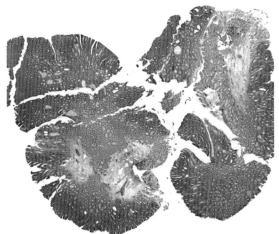

图 4 病理

内镜发现

　　升结肠回盲瓣对侧可见一带蒂头端呈"蘑菇"样外观的隆起型病变，头端约2.0cm，正镜观察见表面结构较均一，活检钳抵压根部吸气后可见远侧顶端有区域性凹陷，凹陷内色红，结构紊乱不清，怀疑存在局部癌变。切除后证实确为腺瘤顶端癌变，未累及蒂部。

家族性腺瘤性息肉病（FAP）

病例

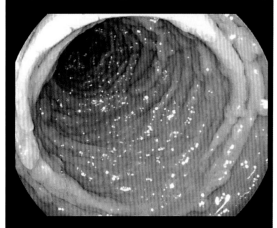

图 1 普通白光

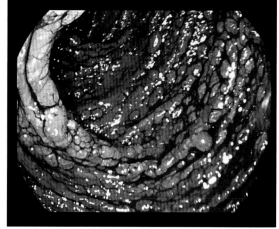

图 2 OE MODE 2+ 美蓝

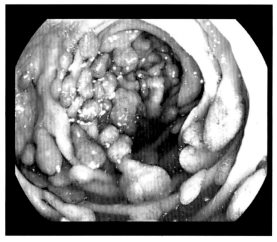

图 3 普通白光 + 美蓝

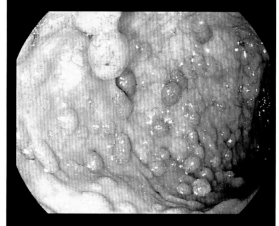

图 4 OE MODE 1

内镜发现

家族性腺瘤性息肉病（FAP）是一种常染色体显性遗传性疾病。FAP 的共同特征是大肠黏膜上广泛分布小型腺瘤，成群密集或成串排列，其数目往往可多达数百上千。息肉开始生长的平均年龄是 15 岁，直径一般小于 1cm，息肉多数是宽基底；大于 2cm 的息肉通常有蒂。组织学类型包括 TA、TVA 或 VA，以 TA 最多见。息肉越大发生局灶性癌的可能性越大。本病具有很高的大肠癌的并发率。FAP 发生癌变年龄比普通的结肠直肠癌早。若 FAP 未予治疗，几乎每一病例都将发生大肠癌。

溃疡性直肠炎

病例

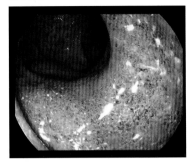

图 1　普通白光

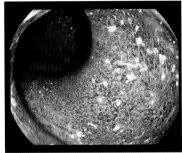

图 2　OE MODE 1

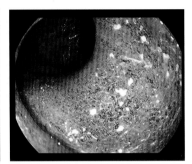

图 3　OE MODE 2

内镜发现

　　溃疡性直肠炎（ulcerative rectitis）是指在溃疡性结肠炎中炎症仅局限于直肠的一种疾病。病因不明，可能与免疫、感染、遗传和精神因素有关。病变主要累及直肠黏膜与黏膜下层，伴有糜烂和浅表溃疡，可向上扩展至结肠。临床上主要表现为腹泻、黏液脓血便、腹痛、里急后重等消化道症状。

直肠静脉曲张

病例

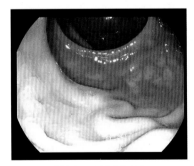

图 1　普通白光

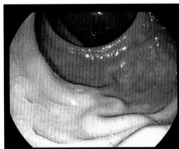

图 2　OE MODE 1

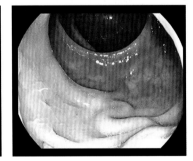

图 3　OE MODE 2

内镜发现

　　临床上直肠的静脉有直肠上静脉和直肠下静脉。直肠上静脉主要经过肠系膜上静脉回流至下腔静脉。而直肠下静脉是回流到门静脉。 肝硬化伴发门脉高压时，会出现食道、胃底、直肠静脉曲张。 此外，还可见于血栓性外痔，因便秘、咳嗽等腹腔压力增大导致的直肠下静脉的迂曲扩张。

肛乳头肥大 / 肛乳头瘤

病例

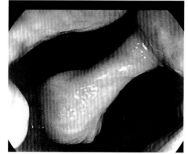

图1 普通白光

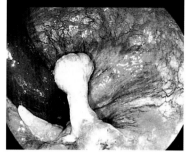

图2 OE MODE 1+ 倒镜

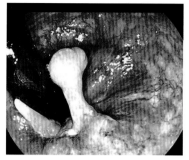

图3 普通白光 + 倒镜

内镜发现

肛管与肛柱连续的部位，有一个三角形的乳头状隆起，称为肛乳头，乳头数大多为4个左右，但形态及多少、大小因人而异。肛乳头肥大又称肛乳头瘤，是指正常肛乳头因慢性炎症刺激所致纤维结缔组织增生。一般无须治疗，当体积较大或有明显的临床症状时可行内镜切除。

内痔

病例

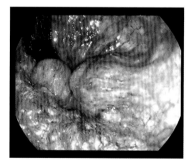

图1 普通白光

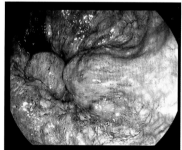

图2 OE MODE 1

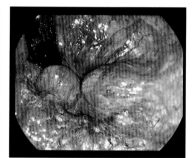

图3 OE MODE 2

内镜发现

内痔（internal hemorrhoid）位于齿状线上方，由肛垫肥大、下移形成的痔。由血管、平滑肌弹性纤维和结缔组织构成。表面被覆直肠黏膜，多位于左侧、右前和右后。发病原因可能与解剖因素、感染因素、饮食因素、排便因素、遗传因素等有关。初起内痔突向肠腔，日久可逐渐突出肛门外，表现为便血和脱垂。无症状者无须治疗。

升结肠倒镜发现的侧向发育型肿瘤（LST）

病例

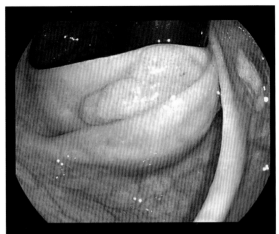

图 1　普通白光

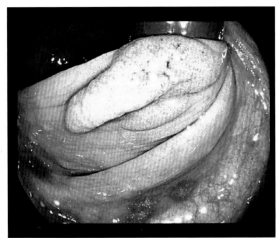

图 2　OE MODE 1

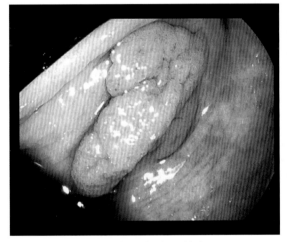

图 3　普通白光 + 染色

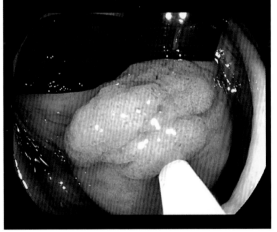

图 4　OE MODE 2

内镜发现

　　升结肠倒镜发现一直径 1.5cm 大小 LST 病变，边界清晰，表面 PP 分类呈ⅢL型，形态及色泽较为均一。病理证实为 TA。升结肠因解剖学特点而皱襞高耸，常常于皱襞之后隐匿病变，且 SSA/P 也好发于右半结肠，故笔者建议：如条件允许（达盲后镜子无袢直线化，镜子角度足够，升结肠充气完全后空间较大等），尽量在升结肠正镜检查结束后试行倒镜的二次检查，则可大大减少升结肠病变的漏诊概率。

附　录

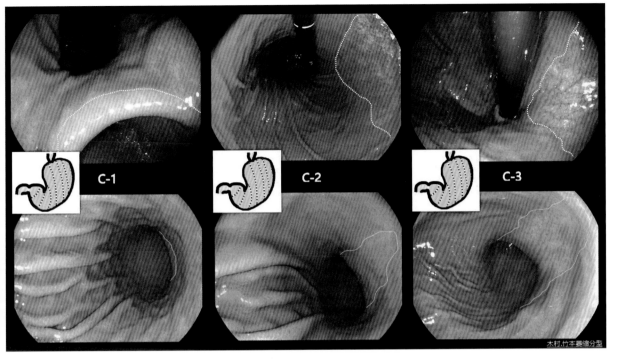

萎缩性胃炎内镜 C 型

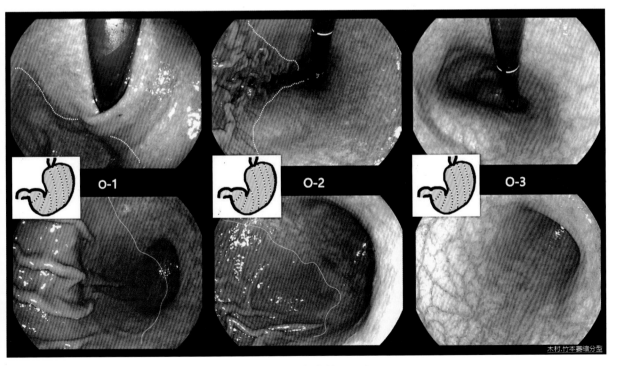

萎缩性胃炎内镜 O 型

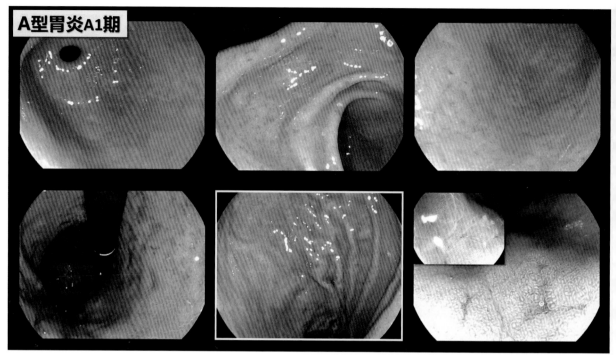

A 型胃炎内镜分期（1）

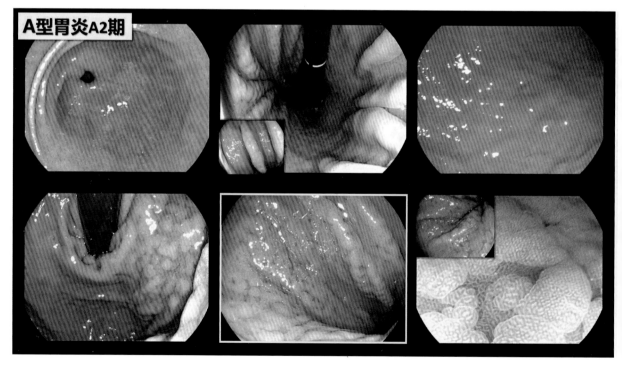

A 型胃炎内镜分期（2）

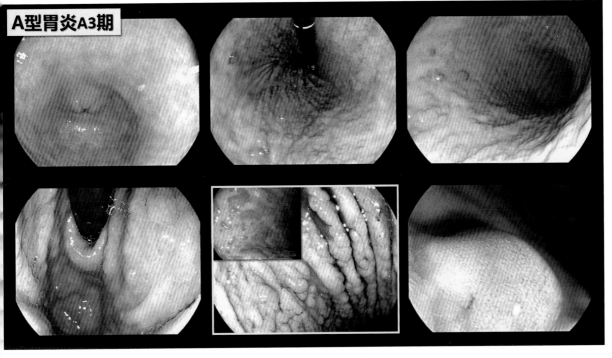

A 型胃炎内镜分期（3）

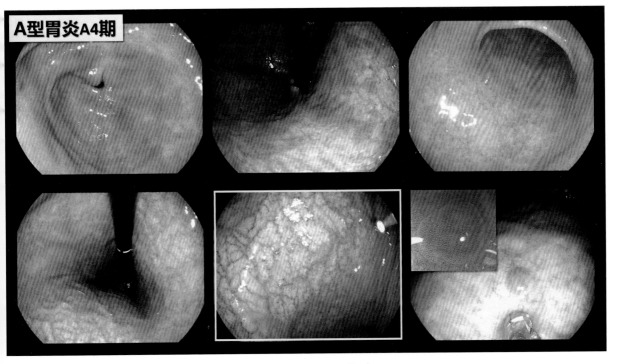

A 型胃炎内镜分期（4）

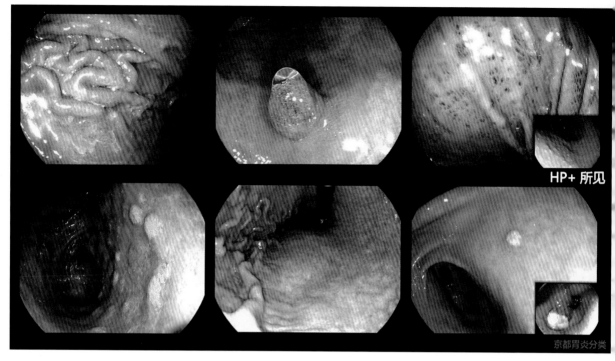

HP 阳性内镜所见

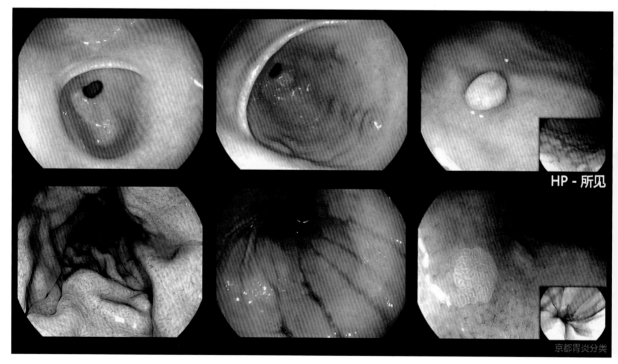

HP 阴性内镜所见

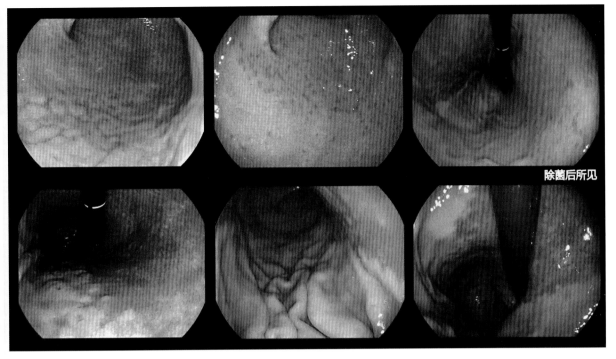

HP 除菌后内镜所见

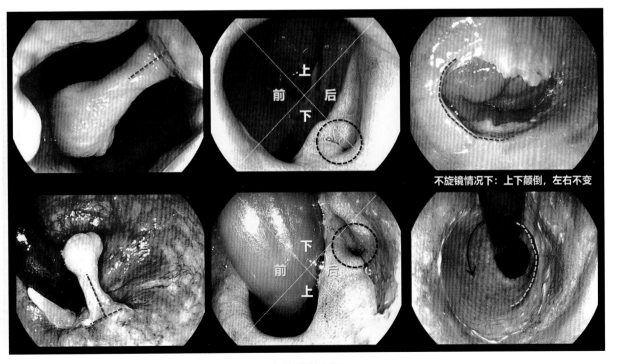

翻转内镜所见

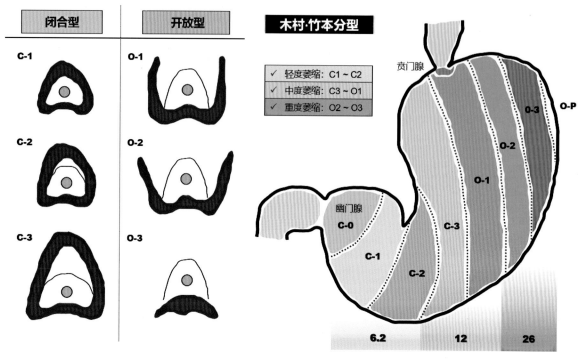

木村·竹本分型示意图

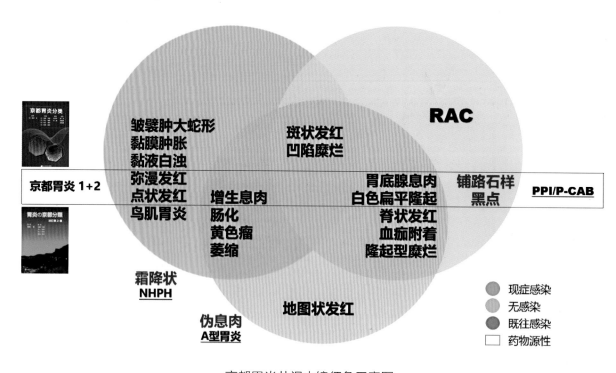

京都胃炎共识内镜征象示意图

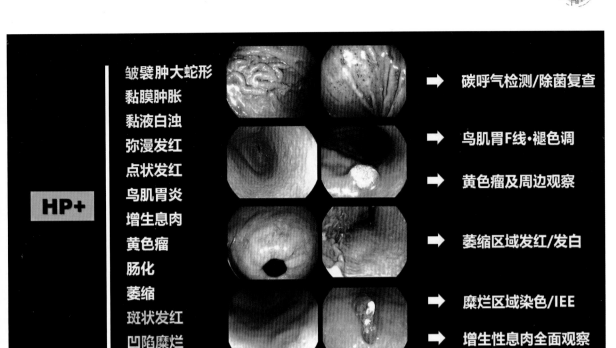

HP 阳性内镜处理策略

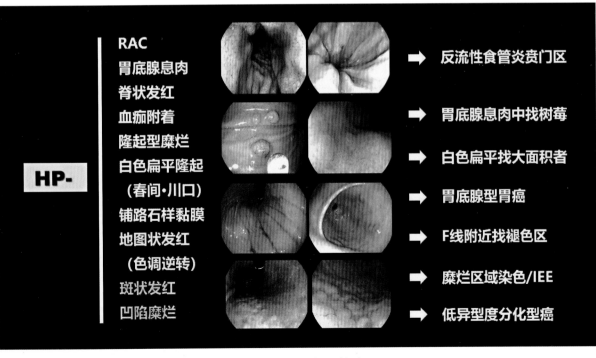

HP 阴性内镜处理策略

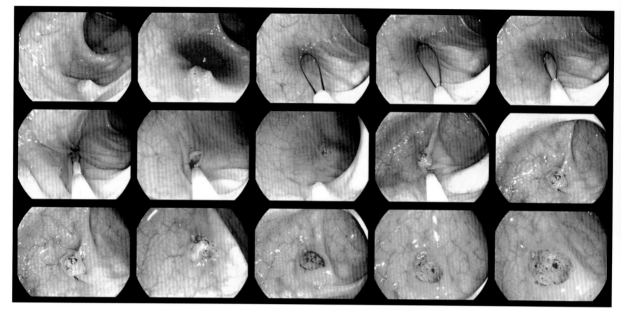

冷切除处理流程

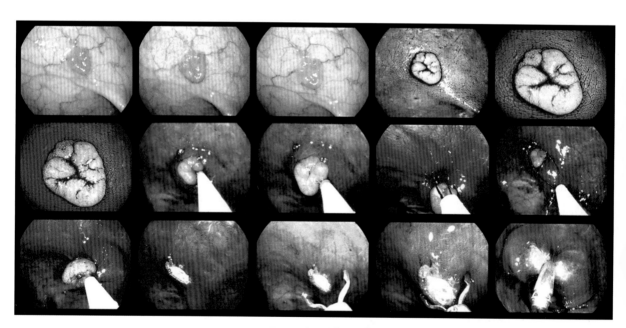

EMR 处理流程

结直肠 JNET（日本 NBI 专家组）分类

NBI	1 型	2A 型	2B 型	3 型
容器图案	• 看不见的	• 常规口径 • 规则分布 （网状 / 螺旋图案）*	• 可变口径 • 不规则分布	• 松散容器区域 • 粗血管中断
表面图案	• 规则的黑色或白色斑点 • 与周围正常黏膜相似	• 有规律的 （分支 / 乳头状）	• 不规则的或模糊的	• 无定形区域
最可能的组织学	增生性息肉 / 无柄锯齿状腺瘤	低级别黏膜内瘤变	高级别黏膜内肿瘤 浅黏膜下浸润癌	深黏膜下浸润癌
例子				

正常黏膜，微血管常呈点状排列，病变内口径与周围正常黏膜相似；微血管常呈点状分布，病变内可能未见网状或螺旋血管，深部黏膜下浸润性癌也可能包括在内。Tis：黏膜癌；T1a：黏膜下浸癌 < 1000μm，T1b：黏膜下浸癌 1000μm。

增生性息肉 / 无柄锯齿状腺瘤	低级别腺瘤	高级别腺瘤 – 原位癌 – 黏膜下浅层癌	黏膜下深层癌

结直肠 JNET（日本 NBI 专家组）分类

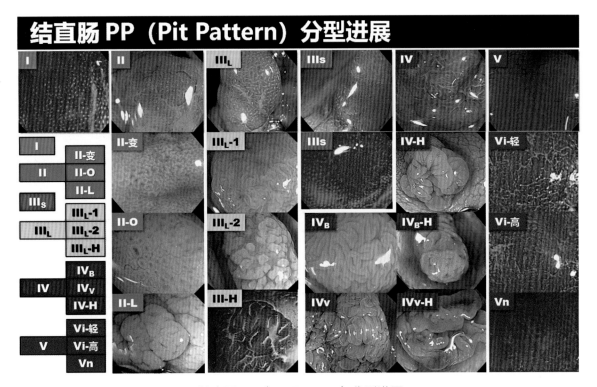

结直肠 PP（Pit Pattern）分型进展

结直肠 PP（Pit Pattern）分型进展

T1大肠癌黏膜下浸润深度评判示意图(根据大肠癌研究会方针制作)

❶ 头部浸润 (Head invasion)　❷ 蒂部浸润 (Stalk invasion)　❸ 黏膜肌层清，浸润距离测量　❹ 黏膜肌层清，肌层消失，测肿瘤厚度

A

Haggitt 线

❶ d=黏膜肌层到浸润前端的距离　　❷ 肿瘤的厚度 t=d-x　　❸ 肿瘤的厚度 t=d+m

A 有蒂病变：存在黏膜肌层错综分布时，无区分头部浸润（1）与蒂部浸润（2）；无黏膜肌层错综分布时，按无蒂（广基）病变处理。
B~D 无蒂（广基病变）：能够推测黏膜肌层走行时，测量真性黏膜下层浸润深度（B）；黏膜肌层走行推测困难 / 不可能时，对于黏膜下层露出的病变（C），测量的肿瘤厚度（t）为真实的黏膜下层浸润深度（d）减去脱落的黏膜下层浸润成分的厚度（x）（t=d-x）；保持有黏膜内成分的病变（D），测量的肿瘤厚度（t）为真实的黏膜下层浸润深度（d）加上黏膜内肿瘤成分的厚度（m）（t=d+m）。

修改自河内洋《消化器内视镜》2020 年第 9 期

T1 大肠癌黏膜下浸润深度评判示意图

结肠带蒂病变SM癌Haggitt分类

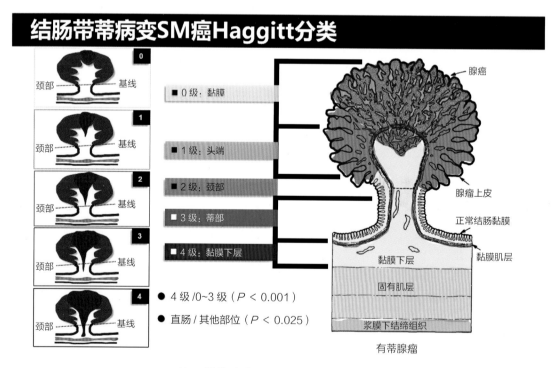

■ 0 级：黏膜

■ 1 级：头端

■ 2 级：颈部

■ 3 级：蒂部

■ 4 级：黏膜下层

● 4 级 /0~3 级（P < 0.001）
● 直肠 / 其他部位（P < 0.025）

结肠带蒂病变 SM 癌 Haggitt 分类